Thieme

Meiner lieben Frau, die mich mit
Liebe, Geduld und fachlicher Kritik
unterstützt hat

Botulinumtoxin in der ästhetischen Medizin

Herausgegeben von

Boris Sommer
Gerhard Sattler

Unter Mitwirkung von

Ludwig Schelosky
Dorothee Bergfeld

3., aktualisierte und erweiterte Auflage

44 Abbildungen
7 Tabellen

Georg Thieme Verlag
Stuttgart · New York

Bibliographische Information -
Der Deutschen Bibliothek

Die Deutsche Bibliothek verzeichnet diese Publikation in der Deutschen Nationalbibliographie; detaillierte bibliographische Daten sind im Internet über http://dnb.ddb.de abrufbar

1. Auflage 2001
(Blackwell Wissenschafts-Verlag, Berlin-Wien)
2. Auflage 2003
(Blackwell Wissenschafts-Verlag, Berlin-Wien)

Wichtiger Hinweis: Wie jede Wissenschaft ist die Medizin ständigen Entwicklungen unterworfen. Forschung und klinische Erfahrung erweitern unsere Erkenntnisse, insbesondere was Behandlung und medikamentöse Therapie anbelangt. Soweit in diesem Werk eine Dosierung oder eine Applikation erwähnt wird, darf der Leser zwar darauf vertrauen, dass Autoren, Herausgeber und Verlag große Sorgfalt darauf verwandt haben, dass diese Angabe **dem Wissensstand bei Fertigstellung des Werkes** entspricht.
Für Angaben über Dosierungsanweisungen und Applikationsformen kann vom Verlag jedoch keine Gewähr übernommen werden. **Jeder Benutzer ist angehalten**, durch sorgfältige Prüfung der Beipackzettel der verwendeten Präparate und gegebenenfalls nach Konsultation eines Spezialisten festzustellen, ob die dort gegebene Empfehlung für Dosierungen oder die Beachtung von Kontraindikationen gegenüber der Angabe in diesem Buch abweicht. Eine solche Prüfung ist besonders wichtig bei selten verwendeten Präparaten oder solchen, die neu auf den Markt gebracht worden sind. **Jede Dosierung oder Applikation erfolgt auf eigene Gefahr des Benutzers.** Autoren und Verlag appellieren an jeden Benutzer, ihm etwa auffallende Ungenauigkeiten dem Verlag mitzuteilen.

Rüdigerstraße 14
D- 70469 Stuttgart
Telefon: + 49/ 0711/ 8931-0
Unsere Homepage: http://www.thieme.de

Printed in Germany

Umschlaggestaltung: Thieme Verlagsgruppe
Satz: primustype Hurler GmbH, Notzingen
Gesetzt in Adobe InDesign
Druck: Grafisches Centrum Cuno, Calbe

ISBN 3-13-137673-2 2 3 4 5 6
ISBN 978-3-13-137673-2

Vorwort

Die Botulinumtoxin-Therapie ist heute der häufigste ärztliche Eingriff in der ästhetischen Medizin in Deutschland und auch weltweit. Dieser Trend war zwar schon bei der ersten Auflage des vorliegenden Buches abzusehen, jedoch nicht in dieser Deutlichkeit.

Und es gibt noch eine Reihe weiterer Neuigkeiten.
Seit Januar 2006 gibt es in Deutschland eine Zulassung für ein Botulinumtoxin vom Typ A zur Therapie der Glabellafalten. Die Zulassung des Präparates (Vistabel) ist ein deutliches Signal an Patienten, dass die Medikamentensicherheit in Zulassungsstudien von hohem Evidenzlevel getestet und behördlicherseits anerkannt wurde. Die Beweise für Sicherheit und Wirksamkeit bestätigen nun endlich die jahrelangen guten klinischen Erfahrungen.

Es gibt insgesamt vier Präparate, die Botulinumtoxin vom Typ A enthalten: Botox, wirkstoffgleich mit Vistabel (beide Fa. Allergan), Dysport (Fa. Ipsen) und Xeomin (Fa. Merz). Diese Präparate sind für teilweise unterschiedliche neurologische Indikationen zugelassen (siehe Kap. 1.2 „Botulinumtoxin-Therapie in der Neurologie").

Neue Trends in der Therapie sind eine Individualisierung der Behandlung, Therapie von Arealen anstatt von Punkten, die Superfizielle Injektionstechnik (SIT) im Sinne des sog. Mesobotox und Kombinationsbehandlungen mit Fillern und anderen Methoden. Ständig werden neue Indikationen erschlossen, und es gibt Therapieversuche wie z. B. die Therapie der Nasenmuskulatur und anderer Muskeln des mittleren Gesichtsdrittels. Inzwischen gibt es eine breite Überschneidungszone zwischen rein ästhetischen und medizinischen Indikationen wie bei der Therapie von fokalen Hyperhidrosen, Migränebehandlung und Masseterhypertrophie.

Und schließlich wurde eine eigene Fachgesellschaft gegründet, die sich nur mit der Anwendung von Botulinumtoxin in der ästhetischen Medizin beschäftigt, die Deutsche Gesellschaft für Ästhetische Botulinumtoxin-Therapie (DGBT, www.dgbt.de).

Die Therapie mit Botulinumtoxin in der ästhetischen Medizin ist bei richtiger Ausübung außerordentlich befriedigend für Arzt und Patient, und dazu soll das Büchlein ein kleiner Beitrag sein.

Frankfurt, im Mai 2006 *Boris Sommer (für die Herausgeber)*

Anschriften

Dr. med. Boris Sommer
Goethestraße 26-28
60313 Frankfurt / M.

Dr. med. Gerhard Sattler
Rosenparkklinik Darmstadt
Heidelberger Landstraße 18/20
64297 Darmstadt

Dr. med Ludwig Schelosky
Medizinische Klinik
Thurgauisches Kantonsspital
CH-8596 Münsterlingen
SCHWEIZ

Dr. med. Dorothee Bergfeld
Goethestraße 26-28
60313 Frankfurt / M.

Inhaltsverzeichnis

1 Geschichte

1.1 Geschichte der klinischen Anwendung von Botulinumtoxin Typ A

Ludwig Schelosky

Die Lebensmittelvergiftung des Botulismus begleitet die Menschheit wahrscheinlich schon von ihren Anfängen. Die ersten systematischen Aufzeichnungen finden sich im späten 18. Jahrhundert in Süddeutschland, als die Armut nach den französischen Kriegen den Hygienestandard bei der Zubereitung von Fleischspeisen verschlechterte. Die Vergiftung ganzer Personengruppen, so z. B. in Wildbad 1793, ließ den Zusammenhang zwischen Nahrungsmitteln und Todesfällen erkennen und löste die ersten Untersuchungen aus. 1802 gab die Regierung in Stuttgart eine Warnung über den „schädlichen Verzehr von geräucherter Blutwurst" heraus.

Johann Heinrich Ferdinand Autenrieth, Professor der medizinischen Universität Tübingen, ordnete die Sammlung von Vergiftungsfällen aus den Berichten der Hausärzte und medizinischen Behörden an. Er erkannte daher auch die Wichtigkeit der Beobachtungen des württembergischen Arztes Justinus Kerner (Erbguth 2004). In den *Tübinger Blättern für Medizin und Arzneykunde* berichtete dieser über die Vergiftung durch eine von ihm vermutete „Fettsäure", die „Mißbehagen, Erbrechen, Bauchbeschwerden, Durchfall und schmerzhafte Verstopfung, Doppeltsehen der Gegenstände, Erweiterung des Augensterns, Mattigkeit, schwankenden Gang, erschwertes Schlingen und Trinken, heftigen Durst" verursachte. Vor dem Tod traten „Ohnmachten, heftige Krämpfe, Starrsucht, Opisthotonus und kalter Schweiß" auf. Die detaillierte klinische Beschreibung vermerkte sogar die verminderte Produktion von Zerumen bei den Intoxikierten.

Im Laufe seiner Forschungen sammelte Kerner Krankengeschichten von 155 Patienten mit Botulismus, davon hatte er selbst 12 Patienten behandelt und z. T. obduziert. In tierexperimentellen Studien verabreichte er Extrakte der aus „polizeyärztlichen Gründen" beschlagnahmten Würste Katzen und Kaninchen, Vögeln, Fröschen etc., beobachtete deren Reaktionen und obduzierte sie. Als Ergebnis seiner Forschungen kam Kerner zu der Ansicht, dass keine Therapie für diese Vergiftung zur Verfügung stehe und deshalb die Prophylaxe entscheidend sei: „Blut- und Leberwürste, die nach dem Februar noch im Kamin sind, soll der Schornsteinfeger mit allem Unrath wegwerfen." Landmetzgern „soll zur Pflicht gemacht werden, für ein vollkommenes Absieden zu sorgen und sie [die Würste] ordentlich zu rauchen". Die experimentellen Erkenntnisse wurden in behördliche Verordnungen umgesetzt. Kerner schlug auch – in bemerkenswerter Voraussicht – die mögliche therapeutische Verwendung des „Wurstgiftes … in außerordentlich kleinen Dosen" zur Behandlung von muskulären Überbewegungen, vor allem beim Veitstanz, vor (Grüsser 1986).

Justinus Kerner war neben seiner ärztlichen und wissenschaftlichen Tätigkeit auch ein bedeutender Vertreter der deutschen Romantik. Seine lyrische Dichtung ist heute noch durch die „Kerner-Lieder" Robert Schumanns bekannt.

Die erste Charakterisierung des Toxins gelang 1897 Herrn Prof. van Ermengen in Belgien (Van Ermengen 1897). Er untersuchte den Schinken, der vom Musikverein „Fanfare les Amis Réunis“ in Ellezelles anlässlich einer Totenfeier verspeist worden war und dort zu drei Todesfällen und zahlreichen, zum Teil lebensgefährlichen Erkrankungen mit den klinischen Zeichen des Botulismus geführt hatte. Van Ermengen züchtete aus den Gewebeproben des Schinkens einen „anaeroben, großen, sporentragenden Bacillus“. Die aus den Kulturen gewonnene bakterienfreie „Maceration“ verabreichte er in unterschiedlicher Verdünnung Kaninchen und Tauben. Er stellte fest: „Der Tod wird durch Aufhebung der Respiration und Circulation, ohne jede Krampfanfälle oder spasmodische Contractionen, in vollkommener Muskelruhe hervorgerufen … Wir können also mit Recht behaupten, dass der Ellezelles'sche Schinken eins der wirksamsten Gifte enthält … Durch seine sehr charakteristische Wirkung, seine sehr hohe Toxicität, seine geringe Resistenz gegen Wärme, Licht usw., seine Zersetzbarkeit durch Alkalien und manche Reagentien steht dieses Gift den Bakterientoxinen sehr nahe. Höchstwahrscheinlich ist es im Schinken während der Einsalzungszeit, durch anaerobe Wucherung gewisser spezifischer Mikroorganismen entstanden.“ Prof. van Ermengen gab dem isolierten Bakterium den Namen „Bacillus botulinus“.

1897 stellte W. Kemper das erste Antiserum her, 1910 berichtete Leuchs über einen zweiten Serotyp, Typ B (Leuchs 1910). Ab den 1920er Jahren wurde an der Hooper Foundation der Universität California, San Francisco, unter Dr. Hermann Sommer an der Reindarstellung des Botulinumtoxins Typ A gearbeitet. Diese Arbeit wurde unter militärischer Observanz in Fort Detrick, Maryland, während des Zweiten Weltkrieges fortgesetzt. Viele Grundlagenarbeiten über Herstellung und Wirkung des Toxins und die serologische Differenzierung in verschiedene Typen stammen aus dieser Zeit. 1946 kristallisierte Dr. Carl Lammanna hier erstmals Botulinumtoxin Typ A und veröffentlichte etwas später auch den zweikettigen Aufbau des Toxins. 1949 beschrieben Burgen et al. die Blockade der neuromuskulären Transmission als Wirkungsmechanismus des Botulinumtoxins.

In Fort Detrick arbeitete auch Edward J. Schantz, der sich nach dem Krieg weiter intensiv mit den Eigenschaften des Botulinumtoxins beschäftigte. Alan B. Scott, Forscher an der Smith-Kettlewell Eye Research Foundation, suchte nach einer Möglichkeit, mit medikamentöser Hilfe hyperaktive Muskeln zu schwächen. Er korrespondierte mit Edward J. Schantz, der ihm einen Vorrat an Botulinumtoxin Typ A synthetisierte und zur Verfügung stellte. Im Tierversuch bewährte sich das Toxin ab 1973, und 1978 wurde es nach einem von der FDA zugelassenen Protokoll erstmals an freiwilligen Probanden eingesetzt (Schantz 1994; Schantz u. Johnson 1997).

1980 veröffentlichte Scott seine Arbeit über den ersten therapeutischen Einsatz von Botulinumtoxin Typ A zur Behandlung des Strabismus (Scott 1980). Der Bericht über diese wissenschaftliche Großtat gilt als Ausgangspunkt für die rasche Entwicklung weiterer Indikationen. Bis 1982 hatte Scott Patienten mit Nystagmus, hemifazialem Spasmus, Torticollis spasmodicus und Beinspastik behandelt.

Im Dezember 1989 ließ die FDA Botulinumtoxin Typ A für die Behandlung von Strabismus, hemifazialem Spasmus und Blepharospasmus zu. 2000 erhielt Botox die FDA-Zulassung zur Therapie des Torticollis, 2002 folgte die Zulassung für die kosmetische Behandlung von Glabellafalten. Die klinische Anwendung des Botulinumtoxins geht allerdings weit über die zugelassenen Indikationen hinaus.

1.2 Botulinumtoxin-Therapie in der Neurologie

Ludwig Schelosky

Mit dem ersten Bericht über die therapeutische Anwendung von Botulinumtoxin beim Menschen (Scott 1980) wurde die Tür zu einer neuen Ära der Behandlung von neurologischen Erkrankungen geöffnet, die bis zu diesem Zeitpunkt nur schlecht oder mit ausgeprägten Nebenwirkungen zu therapieren waren. Zunächst wurden die Dystonien untersucht.

Dystonie

Die Dystonie ist durch eine überdauernde, unwillkürliche Kontraktion von Willkürmuskeln gekennzeichnet und führt zu tonischen, myoklonischen oder tremolösen Bewegungen und/oder fixierten Fehlstellungen (Fahn et al. 1987). Die Ursache einer Dystonie liegt meist in einer Erkrankung der basalen Ganglien (Nucl. caudatus, Putamen, Globus pallidus) (Bhatia u. Marsden 1994).

Blepharospasmus

Die ersten Botulinumtoxin-Therapieerfahrungen wurden an Patienten mit idiopathischem Blepharospasmus gewonnen. Diese Erkrankung ist gekennzeichnet durch eine tonische oder phasische Kontraktion der Mm. orbiculares oculi und bewirkt einen unwillkürlichen, überdauernden Augenschluss, der bis zur funktionellen Blindheit führen kann (Grandas Perez et al. 1988). Die dystone Störung kann sich auf weitere Gesichtsmuskeln ausbreiten (Meige-Syndrom) und in seltenen Fällen auch Halsmuskeln betreffen (segmentale Dystonie).

Zahlreiche, zum Teil doppelblinde Studien belegten die Wirksamkeit der lokalen Injektionen von Botulinumtoxin Typ A. Wichtigste Nebenwirkungen sind Ptose (bei unbeabsichtigter Schwächung des M. levator palpebrae) und Doppelbilder (bei Schwächung eines oder mehrere externer Augenmuskeln). Die Frequenz der Nebenwirkungen ist mit der zunehmenden Erfahrung im Umgang mit dem Toxin deutlich zurückgegangen (Costa et al. 2005).

Zervikale Dystonie (Torticollis spasmodicus)

Diese Erkrankung ist gekennzeichnet durch eine unwillkürliche Kontraktion zervikaler Muskeln, die zu einer Rotation, Lateroflexion oder Ante-/Retroversion des Kopfes oder zu kombinierten Fehlstellungen führen (Lowenstein u. Aminoff 1988). Die vorangehenden Therapieoptionen waren wenig erfolgreich (Meares 1971), sodass sich in dieser Indikation eine stürmische Entwicklung ergab. Eine Langzeitstudie konnte zeigen, dass 75% der Patienten für die Dauer von mindestens 5 Jahren von der Therapie profitierten. Nur 1,3% beendeten die Behandlung wegen Nebenwirkungen. Häufigste Probleme sind eine (reversible) Schwäche der Nackenstreckung oder Dysphagie (Hsiung et al. 2002). Vorwiegend bei Einsatz von Botulinumtoxin Typ B kann Mundtrockenheit auftreten. Patienten mit zervikaler Dystonie sind wegen der benötigten hohen Dosen gefährdet, neutralisierende Antiköper zu entwickeln, wodurch es zu einem sekundären Therapieversagen kommen kann.

Extremitätendystonie, Dysphonie

Alle Extremitätenmuskeln können in eine dystone Erkrankung einbezogen sein. Die Dystonie kann entweder dauernd vorhanden sein oder an spezielle Auslösebedingungen, z.B. das Schreiben (Graphospasmus) (Sheehy u. Marsden 1982), Sportausübung oder Musizieren, gebunden sein. Heute ist die Botulinumtoxin-Behandlung die – wenn auch nicht zugelassene – Therapie der ersten Wahl bei Extremitätendystonien (Karp et al. 1994).

Auch die Muskeln des Kehlkopfes können sich dyston verkrampfen und produzieren dann eine Sprechstörung, die sog. Dysphonie. Lokale Injektionen mit Botulinumtoxin in die laryngeale Muskulatur resultieren in einer exzellenten Besserung dieser zuvor fast unbehandelbaren Erkrankung (Blitzer u. Brin 1991). Berichte über die Behandlung von Stottern und Stimmtremor versprechen keinen so überzeugenden Erfolg.

In beiden Indikationsgebieten ist die Injektion von Botulinumtoxin Typ A nur mit Hilfe der EMG-gestützten Injektionstechnik zur exakten Muskellokalisation sinnvoll.

Hemifazialer Spasmus

Der hemifaziale Spasmus entsteht durch ephaptische Reizübertragung bei lokalen Irritationen des N. facialis, oft durch Gefäßschlingen am Nervenaustritt aus dem Hirnstamm (Barker et al. 1995). Dadurch kontrahiert unwillkürlich und einseitig die vom N. facialis innervierte mimische Muskulatur phasisch oder tonisch. Das klinische Bild ähnelt oft einem halbseitigen Blepharospasmus, obwohl der hemifaziale Spasmus aus pathophysiologischer Sicht keine Dystonie ist. Auch die Therapien gleichen sich. Die Behandlung des hemifazialen Spasmus wurde zusammen mit der Behandlung des Blepharospasmus entwickelt und gehört heute zu den zugelassenen Indikationen für Botulinumtoxin Typ A (Defazio et al. 2002).

Tremor, Tics

Kopftremor kann mittels Botulinumtoxin hervorragend behandelt werden. Händezittern spricht nicht ganz so gut an (Brin et al. 2001).

Ein Tic ist eine rasche, kurze Muskelzuckung, die halb willkürlich ausgelöst wird und Zeichen einer inneren Spannung ist. Tics betreffen meist Muskeln im Gesicht und am Hals und dauern selten länger als 100 ms (dann spricht man auch von „dystonen Tics"). Die Unterdrückung von Tics führt oft zum Aufbau einer inneren Spannung und entlädt sich nach einer Zeit der willkürlichen Unterdrückung in einem „Sturm" von Bewegung (Lees u. Tolosa 1993). Mit Botulinumtoxin wird nicht nur der motorische Anteil, sondern oft auch die vorangehende innere Spannung günstig beeinflusst (Marras et al. 2001).

Spastik

Spastik ist eine geschwindigkeitsabhängige Steigerung des muskulären Widerstandes gegen Bewegung (Young 1994). Sie entsteht durch eine Schädigung motorischer kortikospinaler Bahnen und geht mit Parese und Feinmotorikstörung, Steigerung der Muskeleigenreflexe, pathologischen Reflexen (Babinski-Zeichen, Trömner-Reflex), Spasmen und Kloni einher. Spastik entsteht meist als Folge von ischämischen Hirninfarkten und Blutungen, zerebralen oder spinalen Traumen oder entzündlichen ZNS-Erkrankungen, z.B. Multipler Sklerose. Im Kindesalter ist Spastik häufig Ausdruck einer infantilen Zerebralparese. Botulinumtoxin muss in ein Gesamtkonzept der Behandlung zusammen mit oralen Antispastika, Physiotherapie, Schienenbehandlung etc. gestellt werden. Dann kann aber z.B. eine motorische Restfunktion durch die chemische Denervierung der spastischen Antagonisten gefördert werden. Die Schwächung von hochgradig spastisch kontrahierten Muskeln kann eine Pflegeerleichterung oder Schmerzlinderung bewirken und der Entwicklung von Kontrakturen vorbeugen helfen. Nicht jeder Patient mit Spastik ist aber für eine Botulinumtoxin-Therapie geeignet. Aufgrund der begrenzten Gesamtdosis sind nur umschriebene Problemstellungen zu behandeln. Das Ziel der Botulinumtoxin-Therapie muss bei dieser Indikation besonders klar definiert werden (Graham et al. 2000).

Andere neurologische Indikationen

In den letzten Jahren wurde Botulinumtoxin bei unterschiedlichen Schmerz-Erkrankungen eingesetzt. Schmerzhafte Muskelverspannungen reagieren oft positiv auf die Injektionen (Rückenschmerz, Fibromyalgie, Gesichtsschmerzen bei temporomandibulärer Dysfunktion, komplexes regionales Schmerzsyndrom). Die Indikation bei Spannungskopfschmerz und Migräne wurde in mehreren kontrollierten Studien geprüft (Evers et al. 2002). Die Ergebnisse sind widersprüchlich, ein Routineeinsatz wird nicht empfohlen. Der Wirkungsmechanismus des Botulinumtoxins gegen Schmerz ist noch nicht geklärt.

Einsatz bei Erkrankungen vegetativer Funktionen

Die intradermale Injektion von Botulinumtoxin führt zu einer hervorragenden Besserung fokaler Hyperhidrose oder Hypersalivation. Die Wirkungsdauer ist deutlich länger als an den motorischen Endplatten und kann bis zu 2 Jahre betragen. Eventuell ist für diese Indikationen der Einsatz von Botulinumtoxin Typ B sinnvoller, weil es stärker an die vegetativen Nervenendigungen bindet (Heckmann et al. 2001; Giess et al. 2000; Naumann et al. 1998a).

Seltene, bisher nur in wenigen Studien untersuchte Indikationen sind die Behandlung von Achalasie, Spasmen des Sphincter Oddi, pelvirektalen Spasmen (Anismus, Vaginismus, spastischer Blase), Analfissuren und Nystagmus.

Zusammenfassung

Die Wirksamkeit und Sicherheit von Botulinumtoxin Typ A lässt an eine Anwendung überall dort denken, wo die lokale Überaktivität von cholinergen Neuronen vorübergehend gedämpft werden soll. Damit sind alle quer gestreiften und glatten Muskeln ebenso wie Schweißdrüsen potenzielle Zielorgane einer Botulinumtoxin-Therapie (Ceballos-Baumann et al. 2005).

Tabelle 1.**1** Erkrankungen, die mit Botulinumtoxin behandelt werden (nach Comella u. Pullman 2004)

Dystonie

- Kraniale Dystonie
- Zervikale Dystonie
- Spasmodische Dysphonie
- Extremitätendystonie (fixiert oder aktionsinduziert)
- Tardive Dystonie

Andere Hyperkinesen

- Hemifazialer Spasmus
- Motorische Tics
- „Painful Legs and Moving Toes"
- Komplexes regionales Schmerzsyndrom I
- Bruxismus

Tremor

- Essentieller Tremor
- Dystoner Tremor
- Stimmtremor
- Ruhetremor

Vegetative Störungen

- Frey-Syndrom
- Hypersalivation
- Hyperlakrimation

Schmerz

- Rückenschmerz
- Migräne, Spannungskopfschmerz
- Fibromyalgie
- Myofasziale Schmerzen
- Schmerzhafte Muskelspasmen

Spastik

- Infantile Zerebralparese
- Multiple Sklerose
- Nach Schlaganfall
- Andere Ursachen, bei denen eine lokale/fokale Behandlung sinnvoll erscheint

Nichtneurologische Erkrankungen

- Urogenitale Erkrankungen
- Gastrointestinale Erkrankungen
- Kosmetische Indikationen

Viele dieser Behandlungen sind nicht zugelassen und unterliegen den Bedingungen des „Off-Label Use".

1.3 Geschichte der kosmetischen Anwendung von Botulinumtoxin Typ A

Boris Sommer

Die erste Publikation über die Anwendung von Botulinumtoxin Typ A (BTX-A) in der kosmetischen Dermatologie wurde von den Begründern dieser Indikationen erstellt und erschien 1990 im *Journal of Dermatology and Surgical Oncology* (Carruthers u. Carruthers 1990). Jean Carruthers, Professorin für Ophthalmologie an der Universität von Vancouver in Kanada, nahm ab 1982 an den klinischen Versuchen über Strabismus teil, die von Dr. Alan Scott geleitet wurden. Dabei wurden ca. 17 000 Behandlungen bei über 7000 Patienten ausgewertet (Scott 1989).

Wie bei vielen medizinischen Neuerungen, half auch hier der Zufall. Jean Carruthers wurde von einer Patientin, die wegen Blepharospasmus regelmäßig mit BTX-A therapiert wurde, auf die gleichzeitige Besserung von Gesichtsfalten, besonders im Glabellabereich hingewiesen. In Gesprächen mit ihrem Ehemann, Alastair Carruthers, der zu diesem Zeitpunkt als Professor für Dermatologie die Abteilung für Dermatochirurgie der Universität Vancouver leitete, führten sie den von der Patientin beschriebenen Effekt auf die Entspannung der mimischen Muskulatur zurück. Die Glabellaregion wurde nun systematisch behandelt, es folgten die so genannten Krähenfüße, Nasenfalten und die Kinnregion (Carruthers u. Carruthers 1991, 1992, 1998c). A. Blitzer, Professor für HNO an der Universität von Columbia, beschrieb 1993 die Anwendung für Stirnregion und Platysma (Blitzer et al. 1993). Nicholas Lowe, Professor für Dermatologie an den Universitäten von London (UCL) und Los Angeles (UCLA) verglich in einer placebokontrollierten Doppelblindstudie die klinische Wirksamkeit der beiden kommerziell erhältlichen Präparate Dysport und Botox in der kosmetischen Anwendung (Lowe et al.1996). C. Hankins und G. Rogers von der Universität Boston halfen mit einer klinischen Dosis-Wirkungs-Studie, die empirisch gefundenen Dosisangaben zu bestätigen (Hankins et al. 1998). Inzwischen wurden die Indikationen erweitert, und so gehört z. B. die unterstützende Therapie mit BTX-A beim Laser Skin Resurfacing in den USA schon zum Standardprotokoll (Carruthers u. Carruthers 1998d).

Ob die Hyperhidrosis in ihren verschiedenen Erscheinungsformen der kosmetischen Anwendung zugerechnet wird, darüber sind sich Nordamerikaner und Europäer noch nicht einig. Während in den USA und in Kanada die Hyperhidrosis palmaris oder axillaris als kosmetische Indikation gesehen wird (Shelley et al. 1998; Glogau 1998), geht man hierzulande eher davon aus, dass es sich um eine Krankheit handelt (Heckmann et al. 1998). Das Präparat Botox ist inzwischen auch in Deutschland zur Hyperhidrose-Therapie zugelassen.

Der erstaunliche klinische Erfolg, der schon mit einer Injektion zur Milderung der „Zornesfalte" sichtbar wird, führte zu einer raschen Verbreitung dieser Methode. Ab 1995 nahm die Anwendung von BTX-A zur Therapie von Mimikfalten exponentiell zu. Das enorme Interesse der Ärzte an Lehrveranstaltungen zu diesem Thema spiegelte sich in den regelmäßig überfüllten Hörsälen bei Kongressen und Workshops wider. Die Zulassung des Präparates Botox erfolgte am 15.04.2002 durch die FDA, die Food and Drug Administration der USA (www.fda.gov/bbs/topics/ANSWERS/2002/ANS01 147.html; nach der Zulassungsstudie von Carruthers, Lowe et al. 2002). Am 14.11.2002 entschied das Schweizerische Heilmittelinstitut Swissmedic, das Präparat Botox für die Behandlung von Glabellafalten wirkstoffidentisch unter dem Namen Vistabel zuzulassen. Unter der Herausgeberschaft von Alastair Carruthers und Arnold Klein wurde eine ganze Ausgabe der Zeitschrift *Dermatologic Surgery* der Therapie von Gesichtsfalten mit Botulinumtoxin gewidmet (Klein u. Carruthers 1998). Laut Statistiken der amerikanischen Presse stieg der Verkauf von Botox (Fa. Allergan; in den USA ist Dysport nicht erhältlich) in diesen Jahren mindestens um das Zehnfache. Davor waren die Verkaufszahlen aufgrund der stabilen Inzidenzen der neurologischen Krankheitsbilder konstant geblieben. Am 27.01.2006 wurde das mit Botox wirkstoffgleiche Medikament Vistabel in Deutschland zur Behandlung von Glabellafalten zugelassen.

Einer aktuellen Statistik der American Society for Aesthetic Plastic Surgery (ASAPS) zufolge zeigte die Injektion von BTX-A zur Faltenbehandlung gegenüber allen anderen chirurgischen und nicht-chirurgischen kosmetischen Maßnahmen mit einem Anstieg von über 1000% im Vergleich zu 1997 den bei weitem größten Anstieg (Stand Herbst 2002, Statistik einsehbar unter http:// www.surgery.org). Statistiken anderer US-amerikanischer Organisationen wie der American Academy for Cosmetic Surgery (im Internet zu finden unter http://www.cosmeticsurgery.org) zeigen ein ähnliches Bild.

Gegenwärtig wird die kosmetische Anwendung von BTX-A vorwiegend von Dermatologen, HNO-Ärzten, Augenärzten und plastischen Chirurgen weiterentwickelt. Bei einer Medline-Recherche (www.ncbi.nlm.nih.gov/PubMed/) stehen einer Ausbeute von 7280 Publikationen unter dem Stichwort „Botulinumtoxin" nur 22 Hits bei der Suche nach „Botulinumtoxin Type A and Cosmetics" gegenüber. Bei der Kombination von „Botulinumtoxin Type A" und „Skin Aging" erzielt man 197 Treffer, bei www.google.com sind 4000000 Einträge für das Stichwort „Botox" verzeichnet, 2001 waren es 90000.

Umso notwendiger erscheint eine Zusammenfassung der wissenschaftlichen Ergebnisse und Therapiehinweise, sodass in dem vorliegenden Buch versucht wird, einen Überblick über die Therapie der Mimikfalten mit möglichst praktischen und praxisrelevanten Tipps zu geben.

1.4 Neue Aspekte der ästhetischen Botulinumtoxin-Therapie: Sicherheit und Patientenzufriedenheit

Boris Sommer

Die klinischen Erfahrungen der letzten 15 Jahre haben gezeigt, dass die Therapie von Falten mit Botulinumtoxin A eine sichere und effiziente Methode ist und bei richtiger Anwendung von den Patienten sehr gut angenommen wird und zu hoher Patientenzufriedenheit führt. Hierzu lagen bis vor kurzem allerdings keine validen Studienergebnisse vor, die diese empirischen Erfahrungen unterstützten.

Hier zeichnet sich durch Studien der letzten Jahre eine Trendwende ab.

Zunächst einmal zeigten bereits die Studien, die zur Zulassung des Präparates, zunächst in den USA, jetzt auch in Europa führten, die große Sicherheit der Methode (Carruthers et al. 2002).

Eine oft von Patienten geäußerte Befürchtung war und ist die Frage nach Langzeitnebenwirkungen. Hier konnte man nur mit dem Verweis auf die langjährigen neurologischen Erfahrungen argumentieren.

2004 stellten Jean und Alastair Carruthers gezielt Daten zur Sicherheit bei Langzeitanwendung für ästhetische Indikationen vor. Dabei wurden Daten von 50 Patienten ausgewertet, die im Schnitt bereits 19 BTX-A-Behandlungen mit einer mittleren kumulativen Dosis von 690 E über einen Zeitraum von durchschnittlich ca. 6 Jahren erhalten hatten.

Von den 853 Behandlungen in dieser Gruppe traten insgesamt nur 5 Ereignisse auf, die als echte Nebenwirkung einer BTX-Therapie gewertet werden konnten (3-mal Augenbrauenptosis, 1-mal Lidptosis und ein Fall von Dysphagie), d.h., 99% der Behandlungen verliefen komplett nebenwirkungsfrei. Das Risiko von Nebenwirkungen nahm nicht mit der Anzahl der Behandlungen zu (Carruthers u. Carruthers 2004a).

Ebenfalls bereits 2004 konnten Naumann et al. in einer auf Cochrane-Kriterien basierenden Meta-Analyse von 36 placebokontrollierten Studien mit insgesamt 2321 Patienten zeigen, dass die Nebenwirkungen der Therapie äußerst gering und nur unwesentlich höher als bei Placebo liegen (Naumann u. Jancovic 2004).

Ein weiterer entscheidender Punkt ist die Zufriedenheit der behandelten Patienten mit der Methode.

Auch die den Anwendern vertraute hohe Patientenzufriedenheit konnte durch Studienergebnisse der letzten Jahre zunehmend untermauert werden.

Sommer et al. publizierten hierzu 2003 eine Pilotstudie mit 30 Patienten, die die Zufriedenheit nach einer Behandlung mimischer Falten mit BTX-A untersuchte. Dabei gaben mehr als 80% der befragten Patienten an, dass sie von der Behandlung profitiert hatten; alle Patienten gaben an, diese weiter empfehlen zu können (Sommer 2003).

2005 veröffentlichte Patrick Bowler Daten von 300 Patienten zu derselben Fragestellung. Die Behandlung führte auch hier zu einem sehr hohen Grad an Patientenzufriedenheit, der sogar umso höher war, je mehr Regionen behandelt wurden. Dabei legten die Patienten großen Wert auf ein natürliches Aussehen (Natural Look), ein Wunsch, der auch in den meisten Fällen erfüllt wurde (Bowler 2005).

Die in diesen Bereichen zunehmend wachsende Datenlage trägt dazu bei, das Vertrauen von Therapeuten und Patienten in die Methode zu stärken.

2 Grundlagen

2.1 Pharmakologie und Toxikologie des Botulinumtoxins

Ludwig Schelosky

Struktur, Serotypen

Botulinumtoxin ist das Exotoxin des sporenbildenden Anaerobiers Clostridium botulinum. Das zweikettige Polypeptid besteht aus einer leichten (L-Kette, ca. 50 kD) und einer schweren (H-Kette, ca. 100 kD) Kette, die über eine Disulfidbrücke miteinander verbunden sind (Hambleton 1992). Sieben serologisch unterschiedliche Formen, Typ A bis G, sind bekannt. Die Aminosäuresequenzen der Toxine sind entschlüsselt und zeigen eine große Homologie untereinander. Es bestehen auch große Ähnlichkeiten zum Tetanus-Toxin. Die Typen unterscheiden sich in ihrer Wirkungsdauer und Potenz, wobei dem Typ A die stärkste Wirkung und längste Wirkungsdauer zukommt. Therapeutisch wurden bisher – zum Teil nur experimentell – neben Typ A die Typen B, C und F angewendet. Typ A ist etwa 10-mal stärker als Typ C (Das Gupta u. Sugiyama 1977) und etwa 50-mal stärker als Typ B (Sloop et al. 1997). Typ F wirkt beim Menschen ca. 4–5 Wochen (Gupta et al. 2005), Typ B etwa 6–8 Wochen (Callaway 2004).

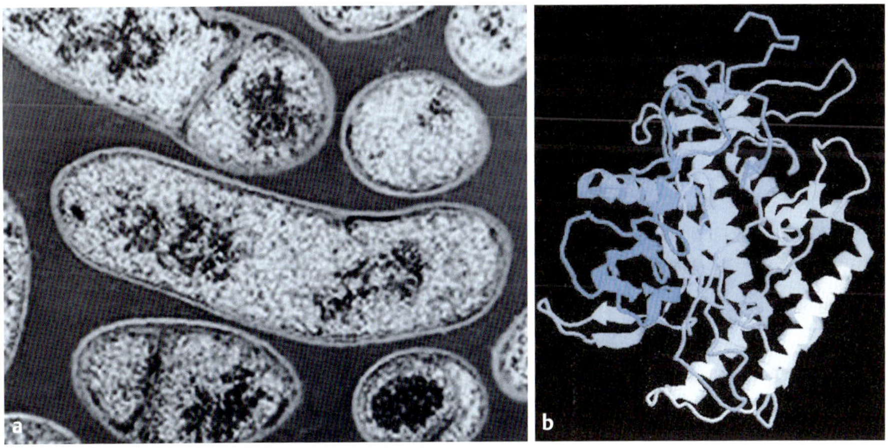

Abb. 2.1 **a** u. **b** Form und Struktur des Botulinum-Bazillus.
(**a**) Bakterium Clostridium botulinum; (**b**) Molekülketten (schematische Darstellung).

Wirkungsmechanismus

Botulinumtoxin wirkt an der neuromuskulären Endplatte und an anderen cholinergen Synapsen. Alle Typen binden am selben Rezeptor, wirken aber innerhalb der präsynaptischen Nervenendigung an unterschiedlichen Proteinen. Drei Schritte sind zur Entfaltung der Wirkung notwendig: 1. Internalisation, 2. Trennung der beiden Ketten durch Disulfidreduktion, 3. Enzymatische Wirkung der leichten Kette.

1. *Internalisation:* Nach Injektion oder oraler Aufnahme bindet das Toxin mit Hilfe der schweren H-Kette rasch an zwei präsynaptischen, einem niedrigaffinen unspezifischen und einem hochaffinen spezifischen, Rezeptoren der cholinergen Nervenendigung. Es wird durch Endozytose in lysosomale Vesikel aufgenommen. Der Vorgang ist abhängig von Energiezufuhr und teilweise auch von der Aktivität der Synapse. An innervierten Synapsen wird mehr Toxin gebunden als an inaktiven, was in der Therapie berücksichtigt werden kann (Hesse et al. 1995).
2. *Disulfidreduktion und Trennung der beiden Ketten:* Die Disulfidbrücke wird durch bisher unbekannte Mechanismen gespaltet. Die leichte Kette wird durch Vermittlung der N-terminalen Seite der H-Kette durch die endosomale Membran in das Zytoplasma geschleust.
3. *Enzymatische Wirkung der leichten Kette:* Die leichte Kette wirkt als zinkabhängige Endopeptidase mit proteolytischer Aktivität. Sie spaltet im Zytosol – je nach serologischem Typ – verschiedene Proteine des SNARE-Komplexes („Soluble N-ethylmaleimide sensitive Factor Attachment Protein Receptor"), der für die Exozytose der Acetylcholinvesikel verantwortlich ist. Botulinumtoxin Typ A, C und E greifen das SNAP-25 (25 kD synaptosomal-assoziiertes Protein) an verschiedenen Stellen an. Die Typen B, D, F und G spalten das VAMP (Vesikel-assoziiertes Membran-Protein) und das SYB-2 (Synaptobrevin-2), Typ C teilt Syntaxin (Whelchel et al. 2004). Alle diese Proteine wirken zusammen in der Bindung der Acetylcholinvesikel an der synaptischen Zellmembran. Wenn sie fehlen, kann Acetylcholin nicht mehr ausgeschüttet werden. Entsprechend ist die Synapse blockiert. Die chemische Denervierung führt zu einer schlaffen Parese und Atrophie des quer gestreiften Muskels, einer Atonie glatter Muskulatur oder zu einer Hyp-/Anhidrose. Die leichte Kette bleibt für Wochen im Zytosol aktiv und spaltet auch die neu gebildeten SNARE-Proteine. Sie schützt sich wahrscheinlich aktiv gegen den Abbau durch die zytoplasmatischen Peptidasen.

Die Wirkung der therapeutischen Applikation von Botulinumtoxin Typ A tritt frühestens 24–48 Stunden nach Injektion auf. Klinisch relevante Paresen werden nach frühestens 2–3 Tagen, meist erst nach 7–10 Tagen beobachtet. Das Wirkungsmaximum ist nach ca. 4–6 Wochen erreicht. Die Remission erfolgt zunächst über ein kollaterales Neuaussprossen der Axone und die Ausbildung unreifer Acetylcholinrezeptoren. Im Verlauf von 10–12 Wochen erholen sich aber die ursprünglichen Nerventerminale durch die Ausbildung neuer SNARE-Komplex-Proteine und die Inaktivierung der leichten Ketten (De Paiva et al. 1999).

An menschlichen Muskeln wurde bisher keine Nekrose oder Entzündung infolge einer Botulinumtoxin-Typ-A-Behandlung gesehen (Harris et al. 1991). Die Größe des Feldes der Denervierung hängt von Dosis und Injektionsvolumen ab (Abb. 2.**2**, nach Shaari u. Sanders 1994). Entsprechend wird die Injektion von kleinen, höher konzentrierten Mengen an mehreren Stellen des zu behandelnden Muskels empfohlen, um eine Ausbreitung des Toxins an unerwünschte Stellen und damit das Auftreten von Nebenwirkungen zu vermeiden (Borodic et al. 1992, 1994a; Eleopra et al. 1996). Die Wirkung einer Injektion von Botulinumtoxin Typ A hält etwa 3 Monate an, kann aber je nach Indikation auch deutlich länger dauern (z. B. Linderung der Hyperhidrose 9–12 Monate).

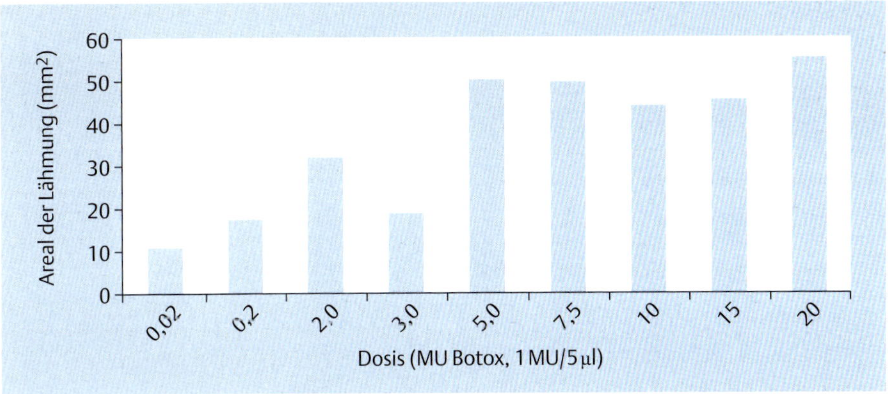

Abb. 2.**2** Dosis-Wirkungs-Beziehung von Botulinumtoxin Typ A (modifiziert nach Shaari u. Sanders 1994; MU = Mouse Unit).

Präparate, Dosisangaben

Botox (Allergan)

Präparation: 100 Einheiten Botulinumtoxin Typ A, Lyophilisat, in der ungeöffneten Durchstechflasche bei 2–8 °C 3 Jahre haltbar. Die Zubereitung erfolgt mittels Rekonstitution in physiologischer NaCl-Lösung, die Haltbarkeit der gebrauchsfertigen Injektionslösung beträgt bei Lagerung zwischen 2–8 °C 24 Stunden.
Indikation:
- Blepharospasmus, hemifazialer Spasmus und koexistierende fokale Dystonien;
- zervikale Dystonie (Torticollis spasmodicus);
- fokale Spastizität (Spitzfußstellung bei infantiler Zerebralparese oder Handgelenk und Hand bei erwachsenen Schlaganfallpatienten);
- Primäre Hyperhidrosis axillaris.

Vistabel (Allergan)

Präparation: 50 Einheiten Botulinumtoxin Typ A. Haltbarkeit in der verschlossenen Ampulle 2 Jahre, nach Rekonstitution mit physiologischer NaCl-Lösung 4 Stunden bei Lagerung zwischen 2 und 8 °C.
Indikation: Verbesserung des Aussehens bei Falten zwischen den Augenbrauen (Glabellafalten) bei Erwachsenen im Alter unter 65 Jahren, wenn diese Falten eine erhebliche psychologische Belastung für den Patienten darstellen.

Dysport (Ipsen Pharma)

Präparation: 500 Einheiten Botulinumtoxin Typ A, Pulver, Haltbarkeit in der verschlossenen Ampulle bei 2–8 °C 24 Monate. Die Zubereitung erfolgt mittels Rekonstitution in physiologischer NaCl-Lösung, die Haltbarkeit der gebrauchsfertigen Injektionslösung beträgt bei Lagerung zwischen 2–8 °C 8 Stunden.

Indikation:
- Blepharospasmus, hemifaziale dystone Bewegungsabläufe (halbseitige Bewegungsstörungen im Gesicht);
- Torticollis spasmodicus;
- Armspastik bei Erwachsenen nach Schlaganfall.

Xeomin (Merz)

Präparation: 100 Einheiten Botulinumtoxin Typ A, frei von Komplexproteinen, Pulver, Haltbarkeit in der verschlossenen Ampulle bei Raumtemperatur 3 Jahre. Die Zubereitung erfolgt mittels Rekonstitution in physiologischer NaCl-Lösung, die Haltbarkeit der gebrauchsfertigen Injektionslösung beträgt bei Lagerung zwischen 2–8 °C 24 Stunden.
Indikation:
- Blepharospasmus;
- zervikale Dystonie.

Obwohl das Molekül des Botulinumtoxins Typ A identisch ist, unterscheiden sich die Präparate in der Art der Herstellung und damit in ihrer biologischen Wirksamkeit. Die Dosisangaben der Präparate beziehen sich auf ihre biologische Potenz und lauten in Einheiten (E) bzw. in MU (Mouse Units, 1 E = 1 MU). Eine Einheit entspricht der Menge an Toxin, die 50% einer Gruppe von weiblichen Swiss-Webster-Mäusen von 18–20 g Körpergewicht tötet (LD_{50}). Die Potenz der Mouse Units der Präparate ist aber unterschiedlich, eine E Botox entspricht etwa 3–5 E Dysport (Odergren et al. 1998; Krack et al. 1998). 1 E Botox entspricht etwa 50 E NeuroBloc (Smith 2004).

Bei der Anwendung und bei Literaturangaben ist unbedingt darauf zu achten, auf welches Präparat sich die Dosisangabe bezieht!

In frühen Publikationen findet man auch Dosierungsangaben von Dysport in Gewichtseinheiten, in Nanogramm (1 ng = 10^{-9} g). Ein Nanogramm entspricht 40 MU Dysport (Quinn u. Hallett 1989).

NeuroBloc

(Elan Pharma, findet sich in der Roten Liste 12/05 nicht mehr)

Präparation: 5000 E Botulinumtoxin Typ B pro Milliliter Injektionslösung. Haltbarkeit in der verschlossenen Ampulle bei 2–8 °C 30 Monate, bei Raumtemperatur 9 Monate. Die geöffnete Ampulle sollte innerhalb von Stunden verbraucht werden, weil sie keine Konservierungsmittel gegen Bakterienwachstum enthält.
Indikation:
- Zervikale Dystonie (Torticollis).

Gemeinsame Eigenschaften der Botulinumtoxin-Präparate

Alle Präparate nennen als *Gegenanzeigen* Erkrankungen der neuromuskulären Transmission (Myasthenia gravis, Lambert-Eaton-Syndrom). Patienten mit vorbestehender Dysphagie und ausgeprägten vorbestehenden chronischen Atembeschwerden können empfindlicher auf eine Muskelschwäche reagieren. Infekte bzw. Entzündungen der vorgesehenen Injektionsstellen relativieren eine Behandlung ebenso wie Koagulopathien einschließlich einer therapeutischen Antikoagulation. Über die *Anwendung während der Schwangerschaft und Stillzeit* liegen keine ausreichenden Erfahrungen vor. Die Anwendung während der Schwangerschaft und Stillzeit sollte daher möglichst vermieden werden.

Botox hat als einziges Präparat eine Zulassung für die Anwendung bei Kindern und zur Behandlung der Hyperhidrose.

Wechselwirkungen mit Aminoglykosid-Antibiotika, Spectinomycin und Pharmaka, die die neuromuskuläre Übertragung beeinflussen (z. B. Muskelrelaxanzien des Tubocurarin-Typs), sind zu beachten. Es besteht die *Anwendungsbeschränkung*, dass Botulinumtoxin nur von Ärzten mit geeigneter Qualifikation und Fachkenntnis in der Behandlung und der Anwendung sowie mit der erforderlichen Ausstattung angewendet werden darf.

Nebenwirkungen[1]

Die möglichen, klinisch relevanten Nebenwirkungen betreffen zum Teil die Applikationstechnik. Lokale Schmerzen durch die intramuskuläre oder subkutane Injektion können ebenso auftreten wie lokale Hämatome. Die pharmakodynamisch erklärbaren unerwünschten Effekte bestehen in einer übermäßigen Schwächung der Zielmuskeln oder in einer Parese benachbarter Muskeln. Je nach behandeltem Gebiet sind die Nebenwirkungen sehr unterschiedlich. So können bei einer Behandlung des M. frontalis („Sorgenfalten") eine Ptose durch unbeabsichtigte Schwächung des M. levator palpebrae oder Doppelbilder durch Toxinwirkung auf die äußeren Augenmuskeln auftreten. Bei Injektion des Platysmas („Truthahn-Hals") kann das Toxin bis zum Pharynx gelangen und eine Dysphagie verursachen. Die Häufigkeit der Nebenwirkungen ist ebenso wie die Wirkung dosisabhängig (Poewe et al. 1998).

Alle unerwünschten Wirkungen sind – ebenso wie die erwünschte Wirkung – vollständig reversibel.

Systemische Toxizität

letale Dosis

Es liegen keine Daten zur LD_{50} beim Menschen vor. Aus Untersuchungen von intraorbitalen Injektionen an Affen kann beim Menschen auf eine LD_{50} von etwa 2000 ng, d. h. 5000 MU Botox (50 Ampullen!) geschlossen werden (Schantz u. Johnson 1992). Die höchste empfohlene Dosierung pro Injektionssitzung von Botox wird bei der Behandlung von Spastik benötigt und beträgt maximal 400 MU. Es besteht also eine sehr große therapeutische Breite. Überdosierung mit systemischer Toxizität ist nicht zu erwarten.

Systemische Wirkung

Elektrophysiologische Studien konnten Veränderungen im Single-Fiber-EMG an nichtinjizierten, weit entfernten Muskeln demonstrieren. Untersuchungen des vegetativen Nervensystems zeigten eine leichte Veränderung in der cholinergen Innervation. Die Befunde lassen darauf schließen, dass eine gewisse Menge Toxin bei der Injektion in den Kreislauf übergeht und systemische Wirkungen entfaltet. Diese Veränderungen sind für einige Nebenwirkungen, insbesondere Mundtrockenheit oder Akkomodationsstörungen bei der Behandlung mit Botulinumtoxin Typ B, verantwortlich. Eine wesentliche klinische Relevanz besteht darüber hinaus bisher nicht (Girlanda et al. 1992).

1 Siehe Einzelkapitel und Kap. 6 „Vermeidung unerwünschter Therapieeffekte".

Es wurde über das Auftreten einer neuralgischen Schulteramyotrophie im Zusammenhang mit Botulinumtoxin-Injektionen berichtet. Der kausale Zusammenhang ist nicht sicher (Vieregge u. Kompf 1993).

Botulinumtoxin hat in der therapeutischen Dosis keine direkten zentralnervösen Effekte. Indirekte Wirkungen auf die funktionelle Organisation des ZNS im Sinne plastischer Änderungen der kortikalen Erregbarkeit und des motorischen Output über die Veränderung des sensiblen Input in das ZNS wurden aber beschrieben (Gilio et al. 2000).

Therapieversagen, Immunität

Das Versagen der Therapie mit Botulinumtoxin ist definiert als Unzufriedenheit des Patienten, des Arztes oder beider mit dem Ergebnis der Behandlung. Diese Definition umfasst ein weites Spektrum von Gründen. Das primäre Therapieversagen bereits von der ersten Injektion an ist durch Indikationsfehler (nicht auf Botulinumtoxin responsive Erkrankungen) oder eventuell auch auf das Vorliegen von erworbenen Antikörpern gegen das Toxin bedingt.

Sekundäre Therapieversager können zu jedem Zeitpunkt während der Behandlung auftreten. Manchmal sind nur einzelne Injektionen unwirksam, bei anderen Patienten kann die Wirkung nach einem anfänglich guten Effekt verloren gehen. Technische Probleme mit der Injektion, der Zubereitung oder Lagerung des Toxins können eine Ursache sein.

Etwa 3–10% der Patienten mit zervikaler Dystonie entwickeln im Verlauf der Behandlung Antikörper gegen Botulinumtoxin Typ A (Hsiung et al. 2002). Bei Indikationen mit niedrigerer Toxin-Dosierung wie z.B. in der kosmetischen Behandlung ist die Antikörperbildung extrem selten. Das Toxin ist ein Protein und kann damit Ziel einer Antikörperproduktion werden. Die Antikörper können die toxische und therapeutische Wirkung des Toxins blockieren und damit zu sekundärem Therapieversagen führen, wenn sie gegen Epitope auf der schweren Kette gerichtet sind. Sie können aber auch an Epitopen binden, die für die Wirkung nicht verantwortlich sind und deshalb keine Probleme verursachen.

Der wichtigste Risikofaktor für die Entwicklung der Antikörper ist ein kurzer Abstand zwischen den einzelnen Injektionen („Booster-Injektionen"). Höhere Dosierung der einzelnen Injektion führt ebenfalls eher zur Bildung von Antikörpern. Mit der Einführung des neuen Botox mit geringerem Proteingehalt scheinen die sekundären Therapieversager seltener geworden zu sein, die Antikörperbildung sank auf unter 1%. Denselben Effekt erhofft man sich von der neuen Präparation des Xeomin, das keine Komplexproteine enthält.

Die früheren serologischen und tierexperimentellen Antikörpertests waren störanfällig. In den letzten Jahren wurde der Maus-Diaphragma-Test als zuverlässiger Antikörper-Suchtest entwickelt, der die Relevanz des Antikörpers auf die Wirkung des Toxins und damit auf die Therapie erfassen kann. Für den klinischen Alltag eignet sich auch der „biologische Antikörpertest" (Kessler u. Benecke 1997), der die Resistenz des Patienten, nicht aber die Antikörperkonzentration bestimmt. Sekundäre Therapieversager erhalten ein Oberflächen-EMG des M. extensor digitorum brevis oder des M. sternocleidomastoideus, die Amplitude des Aktionspotenzials wird festgehalten. 4 Wochen nach Injektion von 200 E Dysport/50 E Botox wird die Messung wiederholt und die Amplitude mit dem Ausgangswert verglichen. Bei seropositiven Non-Respondern bleibt die Amplitude unverändert. Ist die Amplitude reduziert, ist ein Ansprechen auf Botulinumtoxin Typ A wahrscheinlich, der fehlende Effekt ist dann auf andere Gründe (Injektionstechnik, Muskelauswahl etc.) zurückzuführen (Dressler 1997).

Tabelle 2.1 Gründe für das sekundäre Therapieversagen (nach Smith 2004)

- Antikörper-bedingte Resistenz
- Normale Variabilität im Ansprechen zwischen den einzelnen Behandlungen
- Normale Variabilität in Injektionstechnik und -lokalisation
- Ungünstiges Verhältnis von Wirkung zu Nebenwirkungen
- Wechsel des dystonen Bewegungsmusters
- Mangelnde Dosierung
- Interkurrierende Erkrankung
- Übertriebene Erwartungshaltung
- Finanzielle Überlegungen

Im Verlauf von 2–3 Jahren sinkt der Antikörpertiter wieder, sodass nach Ablauf dieser Frist eventuell wieder ein Ansprechen auf die Therapie zu erwarten ist. Ein andere Möglichkeit ist die massive Erhöhung der Toxindosis, um das Gleichgewicht zwischen Toxin und Antikörpern wieder zu Gunsten des Toxins zu verschieben (Dressler et al. 2002). Der Wechsel auf NeuroBloc hat leider nicht die erhoffte Therapiealternative gebracht, da die meisten Patienten nach wenigen Injektionsbehandlungen auch gegen Botulinumtoxin Typ B Antikörper entwickelten (Dressler et al. 2003). Daher ist das Präparat auch weitgehend verlassen worden. In der Roten Liste 12/05 findet es sich nicht mehr.

Empfehlungen zur Vermeidung von Immunoresistenz (Dressler 1997):

- Verwendung der kleinstmöglichen noch wirksamen Toxin-Dosis;
- Verlängerung des Injektionsintervalls auf mindestens 8 Wochen, möglichst 12 Wochen oder mehr;
- Vermeidung von kurzfristigen Booster-Injektionen.

Bei Verdacht auf das Vorliegen von Antikörpern kann eine serologische Überprüfung in Speziallabors, z. B. der Medizinischen Hochschule Hannover, durchgeführt werden.

Begrenzte Haltbarkeit der rekonstituierten Lösung

Alle Botulinumtoxin-Typ-A-Präparate werden als Trockensubstanz in den Handel gebracht. Dysport und Botox müssen bei Kühlschranktemperaturen (+2–8 °C) gelagert werden, Xeomin kann bei Raumtemperatur aufbewahrt werden. Die Trockensubstanz wird mit 0,9% NaCl-Lösung rekonstituiert, das Volumen richtet sich nach Anwendungsgebiet und gewünschter Konzentration. Nach Rekonstitution muss die Lösung nach Angaben der Firmen rasch (Dysport in 8, Botox in 24, Vistabel in 4, Xeomin in 24 Stunden) verbraucht werden. Rekonstituiertes Botulinumtoxin sollte nicht mehr eingefroren werden, da sich die sensible Molekülstruktur ändern kann und damit die Potenz des Präparates bei einer späteren Anwendung nicht mehr bekannt ist. Allerdings konnten Hexsel und Mitarbeiter in einer prospektiven und kontrollierten Studie bei kosmetischer Indikation zeigen, dass rekonstituierte Botox-Lösung bei Aufbewahrung im Kühlschrank bis zu 4 Wochen ohne Verlust wirksam ist (Hexsel et al. 2003; aber auch Greene 1993).

2.2 Anatomie der Gesichtsmuskulatur

Boris Sommer und Dorothee Bergfeld

Botulinumexotoxin paralysiert Muskeln durch Hemmung der Acetylcholinausschüttung und daraus resultierender Blockierung der neuromuskulären Endplatte. Genaue Kenntnis der Gesichtsmuskulatur ist deshalb Voraussetzung für eine erfolgreiche Therapie. Einige Besonderheiten der Gesichtsmuskulatur sollten beachtet werden:

- Je nach Region ist es sehr schwierig, die einzelnen Muskelgruppen voneinander zu unterscheiden. Einzelne Muskeln sind manchmal stark miteinander verwoben, teilweise gehen sie ineinander über, teilweise bestehen individuelle Variationen. Die in den Anatomiebüchern vorgenommene Unterteilung stimmt nicht immer mit der wirklichen physiologischen Funktion überein.
- Je nach Verdünnung der Lösung besteht eine unterschiedlich starke Diffusion des Toxins in die Umgebung (Abb. 2.**2**): Die Diffusionsstrecke kann bei hohen Verdünnungen bis zu einem Zentimeter betragen.
- Die Parese einer Muskelgruppe kann sich auf andere Muskelgruppen auswirken. Im Fall von Agonist/Antagonist-Systemen wird der Antagonist nach einer Lähmung des Agonisten überwiegen; in anderen Fällen ist die Auswirkung auf benachbarte Muskelgruppen variabel.

Im Folgenden wird die klassische Anatomie der Muskelgruppen des Gesichts beschrieben. Es gibt eine oberflächliche (mimische Muskulatur) und eine tiefere Schicht (mimische und Kaumuskulatur) (Putz 1999). Die oberflächlichen Gesichtsmuskeln sind auf den folgenden Abbildungen frontal und seitlich dargestellt (Abb. 2.**3** u. 2.**4**). Für die Therapie von hypertrophen Gesichtsmuskeln wird man sich natürlich nicht „sklavisch“ an die Anatomiezeichnung halten, sondern versuchen, den individuellen Gesichtszügen entsprechend zu variieren.

Tabelle 2.**2** Gesichtsmuskulatur (nach Schiebler u. Schmidt 1981)

Muskel	Ursprung	Ansatz	Funktion
Mm. epicranii, Muskeln des Schädeldaches			
M. frontalis, Syn. Venter frontalis m. occipitofrontalis	Haut der Augenbraue	Galea aponeurotica	Stirnrunzeln, „Erstaunen“, zieht Augenbraue aufwärts
M. corrugator supercilii	Pars nasalis des Os frontale	Haut über der Glabella	Senkrechte Stirnfalten, „Zornesfalten“
M. orbicularis oculi, Muskeln der Lidspalte			
– Pars palpebralis	Lig. palpebrale mediale	Lig. palpebrale laterale	Lidschlag und Lidschluss
– Pars orbitalis	Crista lacrimalis anterior	Konzentrisch um Orbitarand	„Zukneifen“ des Auges
– Pars lacrimalis	Crista lacrimalis posterior, Saccus lacrimalis	Pars palpebralis	Erweiterung des Tränensackes

Muskel	Ursprung	Ansatz	Funktion
Muskeln der Nase			
M. procerus	Os nasale	Haut zwischen Augenbrauen	Querfalten des Nasenrückens, „Naserümpfen“
M. nasalis, Pars transversa	Haut über Eckzahn	Nasenrücken	Verengung des Nasenloches
M. nasalis, Pars alaris	Haut über Schneidezahn	Nasenflügelrand	Verengung des Nasenloches
Muskeln des Mundes			
M. orbicularis oris, Pars marginalis und Pars labialis	Umschließt ringförmig die Mundöffnung		Schließen, Zuspitzen des Mundes
M. levator labii superioris	Über Foramen infraorbitale	M. orbicularis oris	Heben des Mundwinkels
M. levator labii superioris alaeque nasi	Medial der Orbitawand	Nasenflügel, Oberlippe	Heben des Mundwinkels, Erweiterung der Nasenöffnung, „Nasenflügelatmen“
M. zygomaticus major M. zygomaticus minor	Außenseite des Os zygomaticum	Mundwinkel	Heben von Oberlippe und Mundwinkel, „Lachmuskel“
M. levator anguli oris	Fossa canina corporis maxillae	Mundwinkel	Zieht Mundwinkel aufwärts
M. risorius	Fascia parotidea	Mundwinkel	Zieht Mundwinkel zur Seite, „Lächeln“
M. buccinator	Raphe pterygomandibularis, Maxilla, Mandibula	M. orbicularis oris, „Saugmuskel“	„Backenblaser“, „Trompetermuskel“
M. depressor anguli oris	Unterrand der Mandibula	Mundwinkel	Zieht Mundwinkel nach abwärts, „Trauermuskel“
M. depressor labii inferioris	Unterrand der Mandibula, Platysma	Unterlippe	Zieht Unterlippe abwärts, „Trinkmuskel“
M. mentalis	Alveolenwand der Schneidezähne des Unterkiefers	Haut des Kinnes	Runzeln der Kinnhaut
Oberflächliche Halsmuskeln			
Platysma	Basis mandibulae, Fascia parotidea	Fascia pectoralis	Spannt die Haut des Halses

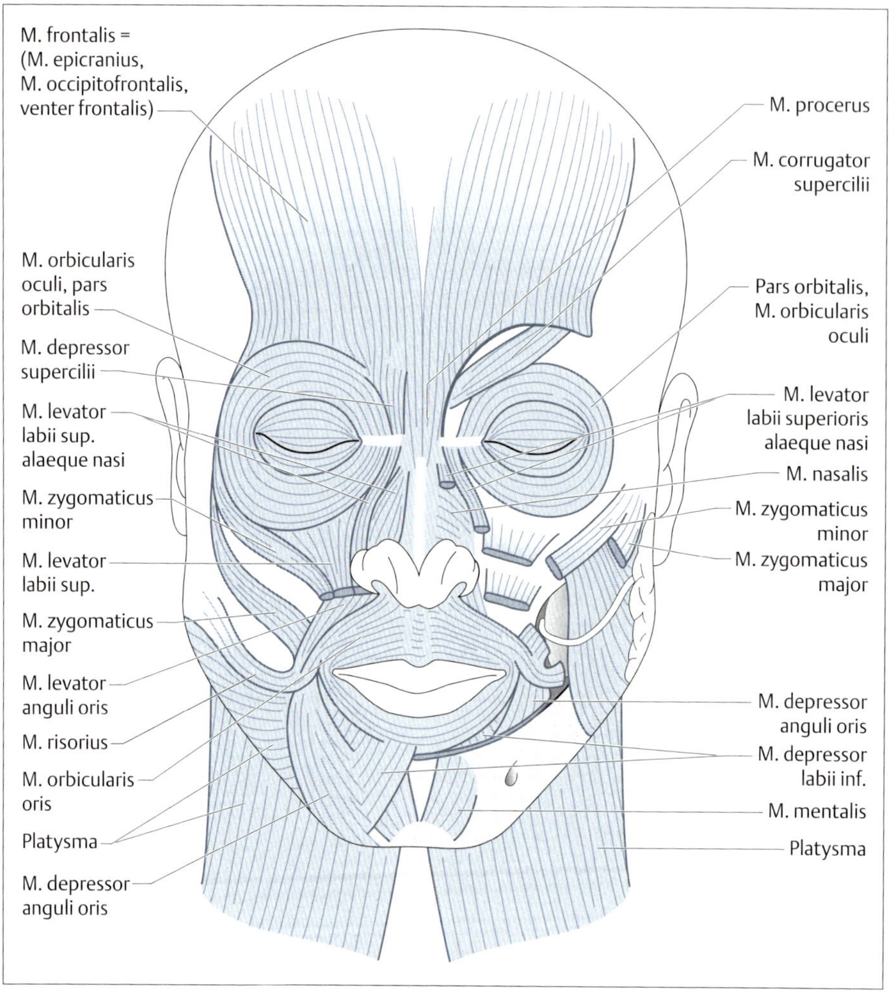

Abb. 2.**3** Gesichtsmuskulatur, frontale Darstellung.

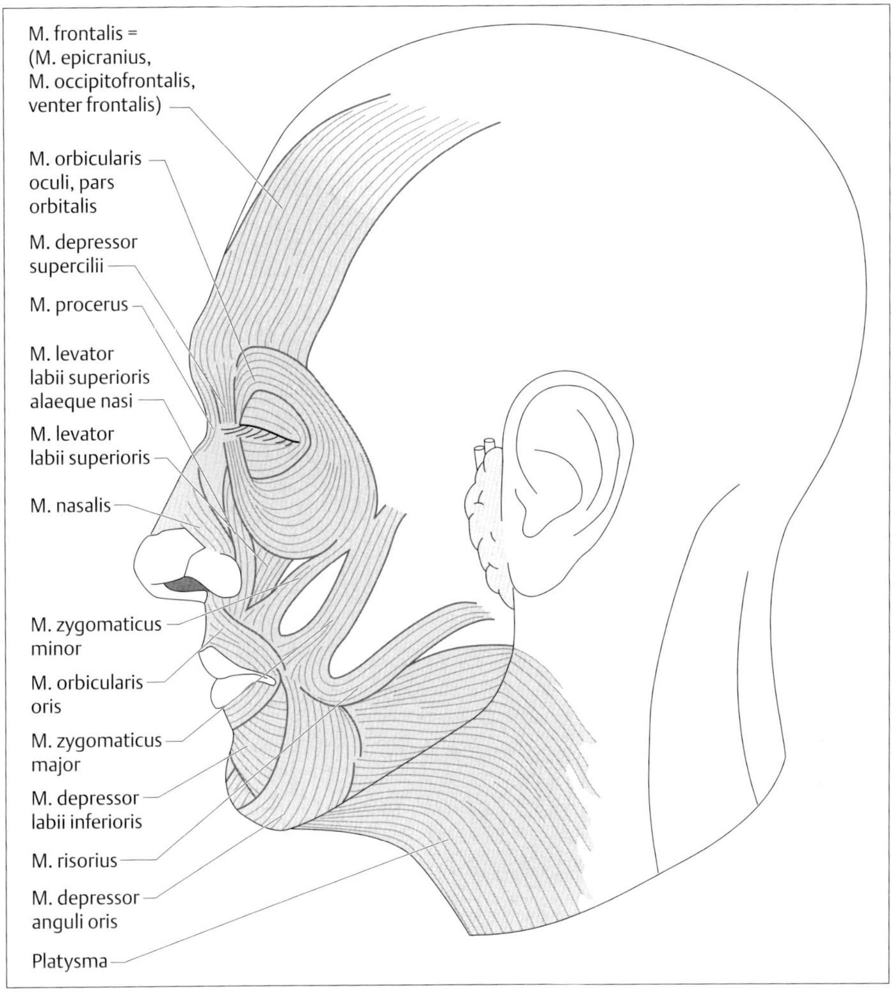

Abb. 2.**4** Gesichtsmuskulatur, laterale Darstellung.

2.3 In der ästhetischen Medizin eingesetzte Botulinumtoxin-Präparate

Boris Sommer und Dorothee Bergfeld

In Europa stehen verschiedene Botulinumtoxin-A-Präparationen zur Verfügung, die alle über eine Zulassung für neurologische Indikationen verfügen (siehe auch Kap. 2 „Grundlagen").

Im Januar 2006 erhielt das Präparat Vistabel (wirkstoffidentisch mit dem Präparat Botox derselben Firma) die Zulassung in Deutschland zur Behandlung von Glabellafalten.

Der Zulassungstext lautet im Original: „Behandlung der mittleren bis stark ausgeprägten vertikalen Falten zwischen den Augenbrauen (Glabellafalten) bei erwachsenen Männern und Frauen, wenn diese Falten eine erhebliche psychologische Belastung für den Patienten darstellen."

Nach wie vor fallen die Behandlung anderer Falten sowie der Einsatz der anderen Präparate bei ästhetischen Indikationen unter den „Off-Label Use".

Seit 2005 ist ein neues Botulinumtoxin-A-Präparat in Deutschland erhältlich (Xeomin), das sich durch einen Wegfall der Komplexproteine auszeichnet (siehe Kap. 2.1 „Pharmakologie und Toxikologie des Botulinumtoxins"). Studien in der ästhetischen Anwendung stehen noch aus.

Zwischenzeitlich wurden immer wieder Therapieversuche mit Botulinumtoxin B (NeuroBloc) durchgeführt, das ebenso wie BTX-A selektiv die Acetylcholinfreisetzung an motorischen und vegetativen Nervenendigungen blockiert.

In den bisher vorliegenden Pilotstudien zur Anwendung von BTX-B im Bereich der Faltenbehandlung stellte sich zwar heraus, dass der Wirkungseintritt rascher als bei BTX-A erfolgt, die Wirkungsdauer im Vergleich von BTX-A aber ebenfalls kürzer ist.

Weiterhin scheint BTX-B ein im Vergleich schlechteres Nebenwirkungsprofil selbst bei den geringen, in der ästhetischen Medizin benötigten Dosen zu haben, sodass sich BTX-B bisher für diese Indikation nicht etablieren konnte (Flynn u. Clark II 2003; Sadick 2003).

Verdünnung und Lagerung, modifiziert für die ästhetische Medizin

Für die Anwendung in der kosmetischen Medizin muss man berücksichtigen, dass einige Herstellerangaben nicht auf kontrollierten Untersuchungen basieren, sondern lediglich empirisch oder aus berechtigter Vorsicht so festgelegt wurden. Deshalb werden im Folgenden einige Änderungen des Procedere genannt, die aus der Literatur und/oder aus der täglichen Erfahrung stammen und für die tägliche Praxis von großer Wichtigkeit sind.

Verdünnung

Von den Herstellern wird ausschließlich physiologische Kochsalzlösung ohne Konservierungsstoffe zur Auflösung der Trockensubstanz erlaubt. Viele Autoren benutzen allerdings Kochsalzlösungen mit Konservierungsstoffen (0,9% Benzylalkohol), ohne Einbußen in der klinischen Wirksamkeit festzustellen (Carruthers u. Carruthers 1992; Klein 1998). Dadurch ist die Lösung länger haltbar; zudem hat Benzylalkohol eine an-

Tabelle 2.3 In der ästhetischen Medizin eingesetzte Botulinumtoxin-Präparate

Name	Vistabel	Botox	Dysport	Xeomin
Hersteller	Allergan Pharmaceuticals, USA und Irland	Allergan Pharmaceuticals, USA und Irland	Ipsen Biopharm, United Kingdom	Merz Pharma Gmbh & Co. KG, Frankfurt
Einheiten laut Hersteller*	50	100	500	100
Äquivalenz-Dosis*	1	1	3–5	Ca. 1
Auflösung mit NaCl-Lösung 0,9 %	1,25 ml	0,5–8,0 ml	2,5 ml	0,5–8,0 ml
Zulassung für	Glabellafalten	Primäre Hyperhidrosis axillaris, Blepharospasmus, zervikale Dystonie, fokale Spastizität in Verbindung mit infantiler Zerebralparese und Spastizität des Handgelenkes und der Hand bei Erwachsenen, hervorgerufen durch Schlaganfall	Symptomatische Alternativbehandlung von idiopathischem Blepharospasmus und gleichzeitig bestehenden hemifazialen dystonen Bewegungsabläufen, symptomatische Behandlung eines einfachen idiopathischen rotierenden Torticollis spasmodicus mit Beginn im Erwachsenenalter, symptomatische Behandlung einer Armspastik bei Erwachsenen infolge eines Schlaganfalles	Symptomatische Behandlung von Blepharospasmus, zervikale Dystonie mit überwiegend rotierender Komponente

* **Notabene**: Laut Herstellerangaben sind die Einheiten der Präparate mit Ausnahme von Vistabel und Botox *nicht* vergleichbar! Über die Äquivalenz-Dosen besteht viel Uneinigkeit zwischen den Experten, und es gibt widersprüchliche Publikationen und Empfehlungen (Ascher et al. 2004; Lowe PL et al. 2005; Benecke 2005). Hier werden die Äquivalenz-Dosen so angegeben, wie sie von der Mehrzahl der Anwender kommuniziert werden.

ästhetische Potenz. Es gibt Berichte über eine Verdünnung mit Kochsalzlösung und Lidocain zu gleichen Teilen: gleiche Wirksamkeit bei wesentlich vermindertem Injektionsschmerz (Klein 1998). Eine sehr interessante Studie aus der Mayo-Klinik findet eine identische Wirksamkeit und Wirkungsdauer für eine Verdünnung mit Lidocain und Epinephrin im Vergleich zur Kochsalz-Rekonstitution. Es ergeben sich sogar einige Vorteile für die Adrenalin-Lidocain-Kombination: Die Adrenalinwirkung begrenzt die Diffusion, ermöglicht so eine präzisere Handhabung und zeigt sogar die Diffusionsstrecke durch den Blanching-Effekt an (Gassner u. Sherris 2000).

Bei der Auflösung des Toxins sollen die Herstellerangaben beachtet werden. Anfangs ging man davon aus, dass das Toxin sehr fragil ist und schon durch Blasenbildung oder

Aufschütteln denaturiert wird (Jancovic u. Hallett 1994). Inzwischen ergaben Versuche mit starkem und ohne starkes Aufschütteln von Botox eine identische Wirksamkeit (Hexsel u. Almeida, XVII Brazilian Congress of Dermatologic Surgery, 24.–26.06.2005, Manaus). Die Verdünnungsflüssigkeit wird durch das in der Durchstechflasche bestehende Vakuum in die Flasche hineingezogen, ansonsten mit sanftem Druck nachgeben. Die Durchstechflasche ist zu verwerfen, wenn kein Unterdruck mehr in ihr vorhanden ist, der die Flüssigkeit aus der Spritze ansaugt.

Das Toxin wird durch Alkohol denaturiert. Zur Desinfektion auf die Verschlusskappe aufgetragener Alkohol sollte deshalb komplett verdunsten, bevor die Kappe durchstoßen wird. Einige Therapeuten verzichten aus diesem Grund auch auf die Desinfektion der Haut. Vermehrte lokale Infektionen wurden nicht berichtet.

In der ästhetischen Anwendung wird meist mit anderen Verdünnungen als bei den medizinischen Indikationen gearbeitet. Von den Carruthers wird immer noch die Verdünnung mit nur 1,0 ml Kochsalzlösung favorisiert. Es resultiert eine Konzentration von 1 E/0,01 ml. Vorteile sind die gute Steuerbarkeit durch die verringerte Diffusionsstrecke und ein verminderter Injektionsschmerz durch die geringere Menge an injizierter Flüssigkeit. Höhere Konzentration des Toxins führt naturgemäß zu höherer Konzentration am Wirkungsort sowie zu geringerer Diffusion, also zu einer präziseren Therapie. Der Durchmesser der durch Diffusion auftretenden vorübergehenden Denervierung beträgt immerhin 2,5–3 cm. Zusätzlich verlängert sich die Wirkungsdauer. Nachteilig sind die schwierigere Handhabung dieser sehr kleinen Mengen pro Injektionsort und die höhere Wahrscheinlichkeit von Verlust des (teuren) Wirkstoffs bei kleinen Unachtsamkeiten oder wenn Reste in der Flasche verbleiben.

Die meisten Therapeuten verwenden heute eine mittlere Dosierung von 2,5 ml Kochsalzlösung pro Flasche Botox oder Dysport, für Vistabel ist eine Verdünnung von 1,25 ml je 50 Einheiten vorgeschrieben. Damit erhält man eine sehr gut zu benutzende Verdünnung. Kleinste Fehler bei der Injektion führen nicht zu unangenehmen Konsequenzen für den Patienten, die Injektion ist gut steuerbar und die Diffusion akzeptabel. Für Botox ergibt sich so bei Verwendung von 2,5 ml Lösung eine Konzentration von 1 E/0,025 ml.

Es existieren Literaturstellen, die sehr hohe Verdünnungen mit 10 ml pro Flasche propagieren (Garcia u. Fulton 1996). Diese hohen Verdünnungen konnten sich wegen der abgeschwächten Toxinwirksamkeit, der schlecht zu berechnenden Diffusionseigenschaften und der eventuell verkürzten Wirkungsdauer nicht durchsetzen.

Zusammenfassend lässt sich sagen, dass jeder Therapeut die für ihn am besten zu handhabende Konzentration herausfinden sollte. Die Konzentration lässt sich auch variieren, je nachdem welche Region behandelt werden soll, und ob eine weitgehende oder eine verminderte Diffusion des Toxins erwünscht ist.

Spritzen

Am besten haben sich bisher Insulinspritzen wegen der guten Ablesbarkeit der Milliliter-Unterteilung und der Möglichkeit, geringe Volumina mit ausreichender Präzision zu injizieren, bewährt (z.B. Einmal-Insulinspritzen der Fa. Becton-Dickinson GmbH, Heidelberg; B-D Europe, 5 Chemin des Sources, 38241 Meylan Cedex, France). Diese Spritzen haben bei einem Gesamtvolumen von 0,3 ml eine Unterteilung in 0,01-ml-Markierungen. Eine Kanüle von 30 Gauge Durchmesser und 8 mm Länge ist fest angebracht, was den Verlust von Resttoxin, das nach den letzten Einheiten in der Spritze verbleibt, auf ein Minimum reduziert. Dies ist vor allem im Vergleich mit den üblichen Spritzen mit Luer-Lock ein großer Vorteil.

2.4 Manuelle Injektionstechnik

Boris Sommer und Dorothee Bergfeld

Es gibt zwei Varianten der Injektion von Botulinumtoxin: Einmal intramuskulär, als Injektion direkt in den Zielmuskel. Diese Injektionstechnik kann elektromyographisch kontrolliert werden.

Die andere Variante ist eine subkutane oder intrakutane Injektionstechnik. Hier gelangt die Substanz durch Diffusion an den Wirkungsort. Diese Technik ist sehr sinnvoll in Regionen mit dünner Haut und dünner Muskelschicht, z. B. periokulär. Sie eignet sich auch für andere Regionen, wenn ein nur diskreter Effekt erzielt werden soll oder wenn wegen der Gefahr von Nebenwirkungen nur sehr wenig Toxin auf mehrere Punkte verteilt superfiziell appliziert wird, z. B. oberhalb der lateralen Augenbraue. Diese Technik ist zwischenzeitlich auch als „Mesobotox" bezeichnet worden – aufgrund der Parallelität der Injektionstechnik zum Mesotherapie-Verfahren, wir schlagen den Terminus „Superfizielle Injektionstechnik" (SIT) vor.

Die mimischen Muskeln haben im Vergleich zu anderen Körpermuskeln die Besonderheit, dass sie an vielen Ansatzpunkten direkt in der Haut inserieren. Bei der Superfiziellen Injektionstechnik werden neben der Diffusion in den Hauptmuskel auch diese tatsächlich in der Haut inserierenden Muskelfasern erreicht und dadurch das Hautbild insgesamt geglättet.

In jedem Fall muss sich der Therapeut über diese Fragen im Klaren sein:

1. Wo genau befindet sich die Spitze/Öffnung der Kanüle im Gewebe?
2. Wie viele Einheiten (Mouse Units – MU, siehe oben) entsprechen einem Messstrich der Spritze, und in welcher Verdünnung liegt das Toxin vor? Das ist wegen der zu erwartenden Diffusionsstrecke wichtig.

Kühlung vor und nach Injektion

Kühlung danach vermindert eventuell auftretende Hämatome, Kühlung kann aber auch schon vor Injektion erfolgen, um den Einstichschmerz zu lindern.

Kleinste Kanülen

Die minimalen Mengen an pulverisiertem Toxin verändern kaum die Fließeigenschaften des Lösungsmittels, weshalb die kleinsten verfügbaren Kanülen verwendet werden sollten (30-Gauge- oder 32-Gauge-Kanülen). Dies reduziert Schmerzen und Hämatome bei der Injektion.

Einheiten-Unterteilung der Spritze immer sichtbar

Der Hinweis ist etwas banal, aber für den Anfänger hilfreich: Man sollte sich eine Injektionstechnik angewöhnen, bei der die Einheiten-Unterteilung der Spritze unabhängig von der Seite oder der Richtung der Injektion immer sichtbar bleibt.

Cave Gefäße

Kraniolateral vom Orbitarand muss eine Injektion der A. oder V. temporalis vermieden werden. Es ist deshalb wichtig, vor der Behandlung bei gutem Licht die Lage der Gefäße genau festzustellen.

Anatomische Grenzen beachten

Wichtig in Bezug auf Septen und Ligamente: Bei der Injektion in der Nähe des Septum orbiculare z. B. muss sorgfältig auf die Lage und die Injektionsrichtung der Nadel geachtet werden. Setzt man eine Injektion zu nahe an das Septum oder perforiert es sogar mit der Nadel, steigt das Risiko einer unerwünschten Paralyse der Lidheber überproportional. Septen, Aponeurosen und Faszien stellen ein mechanisches Hindernis für die Diffusion dar.

„Nadelspitze weg vom Auge"

In den ersten Publikationen von Carruthers (Carruthers u. Carruthers 1994a) war bei der Injektion im Augenbrauenbereich die Nadelspitze noch in Richtung Auge gerichtet. Dagegen wird heute ausnahmslos empfohlen, die Nadel bei der Injektion grundsätzlich vom Auge weg zeigen zu lassen. In den folgenden, neueren Literaturstellen wird nur noch dieses Vorgehen beschrieben.

Tipps & Tricks

- Durch bewusstes Anspannen der jeweiligen Muskeln wird der Patient die Injektion weniger spüren. Gleichzeitig führt der Kompressionseffekt auf die Gefäße zu verminderter Hämatombildung.
- Der Umfang der Diffusion ist von den anatomischen Gegebenheiten (Aponeurosen, Faszien), vom Injektionsvolumen und von der Dosis abhängig (je größer das Injektionsvolumen und je höher die Dosis, desto schwerer und häufiger sind die unerwünschten Wirkungen, die aus der Toxinverbreitung resultieren können).

2.5 Elektromyographisch gesteuerte Injektion

Boris Sommer und Dorothee Bergfeld

Der von der Fa. Allergan (Allergan, Inc., Irvine, California, USA) vertriebene „Botulinum Toxin Injection Amplifier" ist ein Elektromyographie-Gerät, das die extrazellulären Aktionspotenziale der Muskulatur verstärkt (Motor Unit Potentials, MUP). Die elektrischen Signale werden mit der Nadelspitze erfasst und nach der Weiterleitung mittels eines eingebauten Lautsprechers hörbar gemacht. Wird der Muskel nun bei korrekt intramuskulär liegender Kanülenspitze willentlich vom Patient aktiviert, ertönt ein je nach Anspannung lauter oder leiser werdendes Rauschen aus dem Lautsprecher. Muskelgruppen können so relativ exakt lokalisiert werden.

Der Einsatz eines EMG-Gerätes bei medizinischen Indikationen ist in der Literatur gut beschrieben (Comella et al. 1992; O'Brien 1997).

Die meisten Anwender von Botulinumtoxin für ästhetische Indikationen verzichten auf die Anwendung der sog. Elektromyographie (EMG) (Truong et al. 1997; Carruthers u. Carruthers 1994a, 1996, 1997a; Garcia u. Fulton 1996; Guyuron u. Huddleston 1994). Andere halten sie für bestimmte Einsatzbereiche für unverzichtbar oder zumindest für wichtig (Blitzer et al. 1993, 1997; Lowe et al. 1996; Keen et al. 1994a, 1994b; Klein et al. 1998; Low u. Wieder 1995).

Die Hauptargumente für den Einsatz eines EMG-Gerätes sind die Erleichterung des genauen Auffindens von kleinen Muskelgruppen, die klinisch schwierig zu differenzieren sind, wie z. B. der M. levator labii superioris alaeque nasi. Das EMG-Gerät wird gern zur Unterweisung in Kursen benutzt, da es den zu behandelnden Muskel akustisch wahrnehmbar macht. Je nach Psyche des Patienten kann es ihn einerseits beruhigen zu hören, dass das Ziel tatsächlich getroffen ist und somit das Risiko unerwünschter Nebenwirkungen dramatisch gesenkt wird (Klein 1998). Zusätzlich gibt es ihm das Gefühl, dass der zu relaxierende Muskel, der für die ungeliebte Falte verantwortlich ist, in der Folge auch wirklich suffizient „getroffen“ ist. So involviert es den Patienten, zeigt ihm Notwendigkeit oder Ziel der Therapie und wirkt vielleicht sogar edukativ. Analysiert man seine Patientenklientel in Bezug auf die vorherrschenden Persönlichkeiten, die Arbeitsumgebung und die in der Praxis oder der Klinik erwünschte „Atmosphäre“ genauer, so kann ein positiver Effekt sicherlich schon durch den bloßen Einsatz eines Apparates wie des EMG-Gerätes erzielt werden. In einer technikgläubigen Umgebung signalisiert das akustische Signal als geschicktes Bio-Feedback ein Ernstnehmen und den Glauben an den Therapeuten als kompetenten „Macher“. Für therapeutische Situationen, in denen das mehr oder weniger komplizierte Hantieren mit medizinischen Gerätschaften bewusst oder unbewusst zu einer verbesserten Gesamtwirkung auf den Therapierten führen soll, prägte G. Kubiena den Begriff „Aura curae“ (Kubiena u. Sommer 1999), ohne diesen Begriff abwertend zu meinen.

Unabhängig von diesen Betrachtungen gibt es einige klinische Situationen, in denen die EMG von einigem Wert sein kann. Bei einem Teileffekt nach Behandlung der Glabellaregion, wenn der Patient also noch eine „Zornesfalte“ ziehen kann, dient das EMG-Gerät dazu, die noch funktionierende Muskelregion exakt zu lokalisieren. Dies sollte ca. 3–4 Wochen nach der Erstinjektion erfolgen (Carruthers u. Carruthers 1997a).

Gegenargumente sind unter anderem der höhere Zeitbedarf für die Behandlung. Diesem erhöhten Zeitbedarf steht im Normalfall keine wesentlich erhöhte Effektivität entgegen. Die Standardkanülen für das EMG-Gerät sind mit 27 Gauge recht groß und verursachen somit mehr Schmerzen beim Einstich und erhöhen die Hämatomgefahr erheblich. Die Prozedur ist auch für den Therapeuten insgesamt mühevoller.

Tabelle 2.**4** Elektromyographie (EMG): Pro und Kontra

Pro EMG	**Kontra EMG**
– Lage der Injektionskanüle hörbar, somit präziser zu lokalisieren	– Gerät teuer
– Patient kann Therapie besser nachvollziehen	– Spezial-Kanülen teurer
– Didaktisch sinnvoll für Anfänger	– Höherer Zeitbedarf
– Sinnvoll bei Problemlokalisationen	– Behandlung insgesamt aufwendiger
– Zur Lokalisation der bei Erstbehandlung nicht vollständig getroffenen Muskel-Untergruppen	– Kein nachweisbarer Vorteil bei Standardbehandlung
– Compliance, „Aura curae“	

Praktische Durchführung

Der Anschluss der Elektroden am Gerät ist einfach: Die Referenz-Elektroden werden mit Alligator-Klemmen befestigt und über einem knöchernen Vorsprung platziert, z. B. über dem Os zygomaticum. Die Kanülen-Elektrode wird mit dem entsprechenden Aufsatz versehen. Der von Allergan gelieferte Aufsatz besteht aus einer teflonbeschichteten Kanüle. Dies führt dazu, dass tatsächlich nur Signale von der Nadelspitze weitergeleitet werden, da die Kanüle in ihrem weiteren Verlauf isoliert ist. Es können aber auch 30-Gauge-Nadeln aus Metall verwendet werden; hier ist darauf zu achten, dass diese Kanülen die Haut in einem rechten Winkel durchdringen, da bei zu flachem Einstichwinkel die Messungen verfälscht sein könnten.

Wird der Patient nun aufgefordert, den jeweiligen Muskel anzuspannen, so ist bei richtiger Lage der Nadel die Aktivität als Rauschen zu hören. In diesem Moment wird das Toxin injiziert, da so die intramuskuläre Lage gesichert ist.

2.6 Checkliste Praktisches Vorgehen

Boris Sommer und Dorothee Bergfeld

Folgende Punkte müssen bedacht werden:

1. Evaluierung des Patientenwunsches,
2. Evaluierung des Befundes,
3. Aufklärung über das zu erwartende Ergebnis,
4. Aufklärung über Risiken und Nebenwirkungen,
5. spezielle Anamnese bezüglich Medikamenten und Kontraindikationen,
6. Aufklärung über alternative Methoden,
7. Einverständniserklärung,
8. Fotodokumentation,
9. Aufstellung des Behandlungsplans,
10. Vorbereitung des Toxins,
11. Lagerung des Patienten,
12. Vorbereitung des Patienten,
13. Injektion,
14. Dokumentation,
15. Anweisungen post injectionem,
16. Wiedervorstellung.

Evaluierung des Patientenwunsches

Die Wünsche des Patienten sollten bei jeder Behandlung berücksichtigt werden. Naturgemäß sind die Behandlungsziele bei medizinischen Indikationen meist vordefiniert, da die Restitution ad integrum hier oberstes Gebot ist. Therapeuten, die sich überwiegend mit ästhetischen Indikationen befassen, werden feststellen, dass sie sich insofern etwas umstellen müssen, als der Wunsch des Patienten nach einer bestimmten Behandlung hier zum Behandlungsziel wird. In diesem Fall setzt die Patienten-Arzt-Interaktion noch eine Ebene früher ein. Zunächst einmal muss sich herausstellen, ob der Patient den Arzt überhaupt mit der Therapie beauftragt und ob der Arzt dem Patientenwunsch überhaupt soweit folgen kann und die gewünschte Therapie auch anbietet.

Diesen Unterschied sollte sich der behandelnde Arzt grundsätzlich vor Augen führen: Die Frage, ob der Patient eine Behandlung zulässt, stellt sich natürlich nicht, wenn er nach einem Verkehrsunfall und stark blutend in ein Krankenhaus zur sofortigen operativen Therapie eingeliefert wird. Bei der kosmetischen Therapie ist der Patient in der für einige Kollegen ungewohnten Situation, wie z. B. bei einem Friseurbesuch, den Empfehlungen entweder folgen zu können, sie zu modifizieren oder „aus dem Laden zu gehen". In jeder der geschilderten Situationen ist der Arzt Dienstleister, in der Letzteren wird dies nur sehr viel deutlicher.

Als Therapeut in der Arzt-Patienten-Beziehung hat der Arzt aber noch andere Aufgaben. Es handelt sich eben nicht einfach um eine Verkäufer-Kunden-Beziehung. So werden beim ersten Kontakt auch Kontraindikationen und unrealistische Erwartungen gesucht und berücksichtigt.

Bezogen auf die Botulinum-Therapie, sollten die einzelnen zu behandelnden Regionen besprochen werden.

Evaluierung des Befundes

Hierzu zählt die Erhebung des Hautstatus: Alter, Elastizität, Beschaffenheit, Sonnenschädigungen, eventuell vorhandene Hauterkrankungen oder Präkanzerosen?

Welche Falten stören den Patienten wirklich? Erstaunlicherweise stimmen die darauf folgenden Angaben des Patienten nicht immer genau mit der objektivierbaren Physiognomie überein. Ein Beispiel: Manche Patienten möchten nur die „Zornesfalte" gebessert haben, die viel prominenter imponierenden „Krähenfüße" stören dagegen nicht. Obligatorisch ist die Frage „Was stört Sie denn am meisten?" oder „Welches Problem soll denn behandelt werden?". Am besten hält der Patient einen Handspiegel in der Hand, sodass er selbst und gleichzeitig der Arzt dasselbe Problem fokussieren. Alternativ können die Problemzonen auch gemeinsam an einem aktuellen Polaroid-Foto erörtert werden.

Soll die Muskulatur komplett gelähmt werden oder lediglich eine Schwächung erfolgen? Diese Frage bestimmt die Dosierung des Toxins: Je höher es dosiert ist, desto sicherer erfolgt eine komplette Paralyse der betreffenden Muskulatur. Die meisten weiblichen Patienten wünschen sich z. B. für die Glabella eine möglichst komplette Ruhigstellung. Andere wiederum haben Angst vor einer „maskenhaften Mimikstarre" und brauchen eine viel niedrigere Dosierung. Menschen, die im öffentlichen Leben stehen und vor der Kamera oder im Theater agieren müssen, werden wieder andere Schwerpunkte der ganzen oder teilweisen Muskelrelaxation setzen.

Falten sind „Bruchlinien" in der Haut und können multifaktoriell entstehen. Lebensalter, genetische Veranlagung und Hautschäden (Sonnenschädigung) spielen dabei eine große Rolle.

Vereinfacht gesehen, lässt sich eine Unterteilung in Schwerkraftfalten, Falten durch Schlafgewohnheiten („Sleep Lines", Fulton u. Gaminchi 1999) oder Falten durch Muskelzug vornehmen.

Falten durch Schwerkrafteinwirkung, also durch die natürliche Ptose der Weichteile im Alter, werden üblicherweise durch Straffungsoperationen gebessert.

Beim Liegen auf einer Seite können sog. Schlaflinien entstehen. Typischerweise ziehen diese senkrecht und meist in der Mediopupillarlinie durch Stirn- und Wangenknochenregion. Der kurze Testhandgriff dazu sieht etwa so aus, wie man einem kleinen Kind bedeutet, dass es müde ist und ins Bettchen muss: Der Patient wird aufgefordert, die Hand an Wange und Stirn zu legen und dabei den Kopf auf die fragliche Seite hin wie im Schlaf zu drehen. Liegen Schlaffalten vor, so werden sich diese bei dem Manöver sehr stark akzentuieren. Diese Falten werden durch ein Augmentationsverfahren gebessert.

Die schwerkraftbedingten und die Schlaffalten sind der Therapie mit Botulinum nicht zugänglich; nur die durch Muskelzug bedingten Falten stellen eine Indikation für dieses Verfahren dar.

Kein Mensch besitzt ein exakt symmetrisches Gesicht. Diese Asymmetrien sind meist von untergeordneter Bedeutung und fallen im täglichen Leben nicht auf. Gerade deshalb ist es wichtig, den Patienten darauf hinzuweisen, besonders wenn die Asymmetrie einen deutlicheren Grad annimmt. Es kann nämlich sein, dass die Botulinumtoxin-Therapie die Asymmetrie verstärkt, vor allem nach gleichseitiger Behandlung, und sie dem Patienten erst im Verlauf auffällt. Es gilt der Merksatz: „Der Hinweis *vor* dem Eingriff ist eine Erklärung, *danach* eine Entschuldigung."

Aufklärung über das zu erwartende Ergebnis

Das Ergebnis kann natürlich nicht exakt, aber im Laufe der Erfahrung mit befriedigender Näherung vorhergesagt werden. Der Patient kommt ja im Normalfall mit dem Wunsch der Faltentherapie: „Machen Sie bitte die Falte da weg." Wichtig ist daher der Versuch, den Erfolg in etwa vorstellbar zu machen. Dazu gibt es ein sehr einfaches Manöver: Zieht man die Falte durch leichten Zug mit den Daumenkuppen an der Haut zu beiden Seiten der Falte glatt, so wird man bei jungen Leuten sehen, dass die Falte fast nicht mehr zu sehen ist. Bei älteren Menschen oder solchen mit ausgeprägter Muskelhypertrophie oder sehr dünner Haut wird sie noch deutlich als „Hautbruchlinie" sichtbar sein. Dieses Manöver gibt einen ganz guten Anhalt, inwieweit die Falten auf die Botulinumtoxin-Therapie ansprechen werden bzw. welcher Erfolg zu erwarten ist. Keine Falte kann von heute auf morgen „verschwinden"; es ist aber immer wieder erstaunlich, welche Heilungskapazität die Hautschichten besitzen, wenn sie für einige Monate ruhig gestellt sind. So kann der Patient guten Gewissens auf eine typische kontinuierliche, wenn auch mitunter langsame Besserung des unerwünschten Befundes verwiesen werden.

Aufklärung über Risiken und Nebenwirkungen

Aus der Gebrauchsinformation Botox: „Anaphylaktische Reaktionen nach der Injektion von Botox wurden bisher nicht beobachtet. Vereinzelte Fälle von Allergie auf das in Botox enthaltene Albumin vom Menschen sind bekannt geworden." Schwer wiegende Komplikationen sind nach Literaturangaben bei der kosmetischen Anwendung von Botulinumtoxin noch nie berichtet worden. Vereinzelt kommen vor: leichte Übelkeit, Kopfschmerz, grippeartige Symptome (Matarasso 1998). Mit lokalen Symptomen wie Injektionsschmerzen, Reflexerythemen, Hämatomen und kurzen Hypästhesien muss gerechnet werden.

Lokalisationsbezogene Risiken und Nebenwirkungen werden bei der Darstellung der jeweiligen Indikation besprochen.

Spezielle Anamnese bezüglich Medikamenten und Kontraindikationen

Liegen Kontraindikationen vor? Diese sind: Myasthenia gravis, Lambert-Eaton-Rooke-Syndrom, nachgewiesene Überempfindlichkeit gegen einen der Bestandteile von Botox, Xeomin oder Dysport, Therapie mit Aminoglykosid-Antibiotika oder Spectinomycin, lokale Infekte der Injektionsstellen, Schwangerschaft und Stillzeit.

Auf Wechselwirkungen mit Pharmaka, die die neuromuskuläre Übertragung beeinflussen, ist zu achten (Anästhetika und Muskelrelaxanzien). Relative Kontraindikationen sind: Koagulopathie und therapeutische Antikoagulation sowie mangelhafte Kooperation des Patienten.

Das Auftreten von Hämatomen kann durch die Einnahme von folgender Medikation gefördert werden: Acetylsalicylsäure, aber auch Vitamin E in höherer Dosierung interferieren mit der Gerinnung. Diese Medikamente sollten mindestens 1 Woche vor Injektion abgesetzt werden. Bei entsprechender Aufklärung des Patienten stellen sie aber keine Kontraindikation dar.

Aufklärung über alternative Methoden

Wichtig: Auch wenn im vorliegenden Fall die Injektion mit Botulinumtoxin die sinnvollste Therapiemöglichkeit darstellt, muss aus forensischen Gründen auf zusätzliche Möglichkeiten der Behandlung hingewiesen worden sein. Falls der Befund eine Kombinationsbehandlung mit z.B. Augmentationsverfahren oder Hauterneuerungsverfahren (Skin Resurfacing etc.) notwendig macht, ist eine diesbezügliche Aufklärung ohnehin selbstverständlich.

Einverständniserklärung

Wichtig: In der Einverständniserklärung muss ausdrücklich darauf hingewiesen werden, dass über alternative Behandlungsmöglichkeiten aufgeklärt wurde (siehe oben), dass das jeweilige Präparat zurzeit in Deutschland noch nicht zur Therapie hypertropher mimischer Muskulatur zugelassen ist, sowie über Risiken und Nebenwirkungen.

Fotodokumentation

Eine gute Fotodokumentation mit entspannten Gesichtszügen und in maximaler Kontraktion der fraglichen Muskelgruppen ist, wie vor allen medizinisch-ästhetischen Eingriffen, unverzichtbar.

Aufstellung des Behandlungsplans

Vor der Entnahme des Toxins aus der Flasche sollte festgelegt sein, bei welcher Region bzw. in welchen Muskel wie viele Einheiten appliziert werden. Dieser Plan wird am besten grafisch festgehalten und direkt in die Karte oder in eine Schemazeichnung eingetragen. Aus den so eingetragenen Einheiten kann nun die Summe der benötigten Einheiten errechnet werden; diese wird ebenfalls dokumentiert und ist wichtig für die Vorbereitung des Toxins. Alternativ kann natürlich erst die Injektion „nach Gefühl" erfolgen, die danach aber ebenso genau dokumentiert wird (siehe Abschnitt „Dokumentation").

Vorbereitung des Toxins

Vor Beginn der Prozedur muss natürlich festgelegt sein, welche Verdünnung des Toxins gewünscht ist. Zur Erinnerung: Je höher die Konzentration, desto geringer die Diffusionsstrecke, desto präziser die Wirkung am Wirkungsort und desto länger die Wirkungsdauer. Zu technischen Einzelheiten siehe Kap. 2.3 „In der ästhetischen Medizin eingesetzte Botulinumtoxin-Präparate". Das Auflösen sollte entweder durch den Arzt selbst oder durch gut ausgebildetes Hilfspersonal erfolgen. Bei Wiederverwendung der Flasche ist diese zu kennzeichnen mit:

1. Verdünnungsgrad = Milliliter an zugegebener NaCl-Lösung,
2. Datum und Uhrzeit.

Das aufgelöste Toxin wird nun in Spritzen umgefüllt, und zwar in der Menge, die der Behandlungsplan angibt. Bei einer alkoholischen Desinfektion der Verschlusskappe ist auf eine komplette Verdunstung zu achten, da das Toxin durch Alkohol deaktiviert wird. Je nachdem, welche Spritzen mit welcher Kapazität verwendet werden, bedeutet dies das Aufziehen von einer oder mehreren Spritzen. In jedem Fall empfiehlt es sich, die Gesamtsumme der gewünschten Einheiten vor Beginn der Behandlung aufgezogen und gebrauchsfertig zur Verfügung zu haben.

Lagerung des Patienten

Hier gibt es verschiedene Ansichten: Während die Carruthers immer am sitzenden Patienten injizieren, legen Klein und Lowe Wert auf ein Hinlegen mit erhöhtem Oberkörper. Beide Vorgehensweisen haben ihre Berechtigung. Der sitzende Patient kann so arrangiert werden, dass er sich auf einer Augenhöhe mit dem Therapeuten befindet, was die Suche nach den korrekten Injektionspunkten erleichtert. Einflüsse der Schwerkraft können besser abgeschätzt werden.

Vertreter der Liegeposition schätzen die stabilere Lage des Patienten sowie die fehlende Gefahr des orthostatischen Kollapses bei empfindlichen Menschen. Die Injektion ist am liegenden Patienten sicherlich einfacher, da man sich besser mit der Hand abstützen kann.

Der Autor injiziert den Patienten in einem variabel einstellbaren Behandlungsstuhl mit dem Oberkörper um ca. 45° erhöht.

Vorbereitung des Patienten

Nach einer Hautdesinfektion mit alkoholhaltigen Desinfektionsmitteln ist auf eine komplette Verdunstung zu achten, da das Toxin durch Alkohol deaktiviert wird. Eine Kühlung mit „IcePacks" o. Ä. setzt die Schmerzschwelle herauf und vermindert Hämatome. Alternativ oder auch zusätzlich können in der Vorbereitungsphase anästhesierende Oberflächentherapeutika wie z. B. EMLA-Creme (Fa. AstraZeneca, Hamburg) aufgetragen werden (Carruthers u. Carruthers 2005b).

Injektion

Wenn aller Alkohol verdunstet ist, kann die Injektion erfolgen. Einzelheiten hierzu siehe Kap. 2.4 „Manuelle Injektionstechnik" und Kap. 2.5 „Elektromyographisch gesteuerte Injektion".

Dokumentation

Falls die Dokumentation nicht schon vor der Injektion erfolgt ist, sollte spätestens jetzt daran gedacht werden. Der Patient kann während dieser Zeit noch selbst sanft komprimieren oder mit einem „IcePack" kühlen.

Wichtig sind neben dem Patientennamen und dem Datum (aus Carruthers u. Carruthers 1998b):

1. exakte anatomische Lokalisation jeder Injektionsstelle,
2. Präparat und Dosis in Einheiten für jeden Injektionspunkt,
3. Chargennummer des Präparates,
4. Zeitpunkt der Toxin-Rekonstitution (Auflösungsdatum),
5. angewendete Verdünnung,
6. Gesamtdosis in Einheiten,
7. unerwünschte oder ungewöhnliche Ereignisse.

Merke

- Die Dosis soll immer in Einheiten angegeben werden, nie in Milliliter, da diese Angaben je nach der verwendeten Verdünnung variabel und nicht vergleichbar sind.
- Ältere Menschen haben geringere Muskelmasse und brauchen insgesamt weniger Toxin.

Anweisungen post injectionem

Auch bezüglich des Procedere post injectionem gibt es verschiedene Meinungen. In allen Kursen und Publikationen der Carruthers wird darauf hingewiesen, dass der Patient:

1. Massage der behandelten Stelle für 3–4 Stunden vermeiden soll,
2. sich während 3–4 Stunden nur in aufrechter Haltung bewegen soll,
3. die behandelten Muskelgruppen wiederholt während 3–4 Stunden kontrahieren soll, da das Toxin in aktiv bewegten Muskeln besser wirkt.

Auch in unserer Klinik verfahren wir nach diesen Empfehlungen. In neuerer Zeit stehen dem Diskussionsbeiträge entgegen, die im Gegenteil meinen, dass eine Muskelkontraktion nur während der Injektion, nicht aber in der Zeit danach sinnvoll sei. Ebenso sei die Diffusion nicht haltungsabhängig und durch lokale Massage ohnehin nur minimal beeinflussbar. Weitere Studien und Beobachtungen sind allerdings zur endgültigen Klärung dieser Fragen noch nötig.

Wiedervorstellung

Der Patient kann noch einmal darauf hingewiesen werden, dass mit dem schleichenden Wirkungseintritt zwischen 1 und 2 Tagen zu rechnen ist, aber durchaus Fälle von späterem Ansprechen von bis zu 12 Tagen noch im Normbereich sind. Versäumt man diesen Hinweis, so wird der Patient, besorgt um das Ausbleiben des klinischen Effekts, in den folgenden Tagen anrufen.

Auch die Wirkungsdauer und das Vorgehen bei der zu erwartenden Reaktivierung der Muskeln sollten besprochen werden. Üblicherweise hat das Toxin bei der Anwendung in der ästhetischen Medizin eine Wirkungsdauer von ca. 4 Monaten. Die Muskelaktivität wird schleichend wieder einsetzen.

Es ist von der Persönlichkeit des Patienten abhängig, ob er bei den ersten Anzeichen von Muskelaktivität sofort eine neue Behandlung wünscht (dies ist relativ oft der Fall), oder ob er sich im Laufe der Zeit die Aktivierung der Muskeln „abgewöhnt“ hat und erst wieder zur Behandlung erscheint, wenn der Befund erneut störend wirkt.

In einer neueren Studie von T. Alster ergab sich eine höhere Rate an wiederkehrenden Patienten bei einer routinemäßigen Wiedervorstellung nach ca. 2 Wochen (White et al. 2006).

2.7 Kontraindikationen

Boris Sommer und Dorothee Bergfeld

Gegenanzeigen

(Fachinfo Botox 2006; Fachinfo Vistabel 2006; Fachinfo Dysport 2006, Fachinfo Xeomin 2006)

1. Generalisierte Störungen der Muskelaktivität (Myasthenia gravis, Lambert-Eaton-Rooke-Syndrom),
2. nachgewiesene Überempfindlichkeit gegen einen der Bestandteile,
3. frühestens 3 Tage nach Ende einer Therapie mit Aminoglykosid-Antibiotika oder Spectinomycin,
4. lokale Infekte der Injektionsstellen,
5. Schwangerschaft und Stillzeit.

Relative Gegenanzeigen

(Jancovic u. Brien 1991; Matarasso 1998)

1. Koagulopathie und therapeutische Antikoagulation,
2. mangelhafte Kooperation des Patienten,
3. unstabile psychische Konstellation des Patienten,
4. Patienten mit unrealistischen Erwartungen,
5. Patienten mit unrealistischer Angst vor systemischem Botulismus.

3 Kosmetische Indikationen nach Region

Boris Sommer

Wichtige Hinweise:

- Obwohl die Injektionen so präzise wie möglich erfolgen sollen, kann der Effekt durch die Diffusion des Toxins nur begrenzt gesteuert werden. Im Prinzip werden also eher Areale, nicht Punkte behandelt. Dennoch ist die Beachtung der Injektionspunkte als Anhalt zur Therapie gerade für den Anfänger sehr wichtig.
- Die in den Zeichnungen als Ziffern in Kreisen angegebenen Einheiten folgen der Originalliteratur und gelten für das Präparat Botox. Bei Anwendung von Dysport sind die Angaben mit 3–5 zu multiplizieren. Es handelt sich hierbei um Richtwerte, die Dosis ist jeweils dem Einzelfall anzupassen.

Im Bemühen um eine möglichst nebenwirkungsfreie, standardisierte Therapie tagten diverse Konsensusgruppen mit dem Ziel, bewährte Behandlungsempfehlungen zu erstellen (Carruthers et al. 2004; Rzany et al. 2005; Sommer et al. 2006 [in Arbeit]). Auch diese Empfehlungen verstehen sich als Richtwerte, die immer individuell angepasst werden sollen. Das oberste Ziel ist immer das natürliche Aussehen.

3.1 Glabella

„Zornesfalte", „Sorgenfalte"; engl. Synonym: Frown Lines.

Allgemeines

Vertikale Linien im Bereich der Glabella signalisieren Zorn, Sorge, manchmal Ängstlichkeit – also negative Emotionen. Die Faltenbildung wird durch den ständigen Zug der mimischen Muskulatur hervorgerufen, die in vielen Fällen auch hypertrophiert ist.

Gründe hierfür sind die Häufigkeit der Konzentrations- und Sehleistungen, denen der hochzivilisierte Mensch ausgesetzt ist. Lesen ab frühester Kindheit, häufiges Fernsehen und Konzentration vor dem Computerbildschirm strengen das Auge an. Unwillkürlich wird versucht, die Augenbraue „schützend" über das Auge zu ziehen; eine „Konzentrationsfalte" bildet sich und wird dennoch als „Zornesfalte" interpretiert.

Besonderheit Spannungskopfschmerz

In letzter Zeit wurde von Anwendern viel über die auffallende Besserung von Beschwerden aus dem Problemkreis Spannungskopfschmerz und Migräne berichtet. Bis dato steht eine schlüssige wissenschaftliche Erklärung für diese Phänomene noch aus. Es gibt aber eine interessante Beobachtung: Die meisten der für die Injektion der Glabella von den Carruthers vorgeschlagenen Punkte entsprechen Akupunkturpunkten, die auch zur Therapie des Kopfschmerzes benutzt werden. Die Muskelrelaxation, die durch das Botulinum herbeigeführt wird, könnte durchaus eine Rolle in der Durchbrechung der pathophysiologischen Kette des Kopfschmerzes spielen (Sommer 1999).

Zurzeit (Stand März 2006) laufen einige große placebokontrollierte Studien, die das gute Ansprechen untersuchen sollen (Troost 2004; Jost 2003; Chilson 2005); es finden sich bereits mehr als 100 Literaturstellen über das Thema bei www.medline.gov.

Aufklärungsgespräch

Typischerweise beschweren sich die Patienten darüber, dass Arbeitskollegen und Freunde sie dazu auffordern, „nicht so böse zu schauen". Auf der anderen Seite fürchten viele Patienten, durch Übertherapie nie mehr eines „strengen" Gesichtsausdrucks fähig zu sein; dieser Sorge ist entgegenzuhalten, dass kein Kind unter 12 Jahren Stirn-/Glabellafalten werfen kann und durchaus sein momentanes missmutiges Befinden mimisch vermitteln kann. So kann man dem Patienten versichern, dass er sich nach einer Lähmung der unwillkürlich und meist nicht situationsadäquat aktivierten Muskulatur wohler fühlen wird.

Die Wirkung des Toxins bestimmt sich über Dosis, Verdünnung und Diffusion. Wünscht ein Patient aus bestimmten Gründen keine vollständige Paralyse des Areals, sondern nur eine Relaxation der Muskeln zur leichten Verbesserung des Befundes (z. B. bei Schauspielern oder Personen, die noch eine erhaltene Restmimik wünschen; auch bei Männern empfiehlt sich manchmal eine nur inkomplette Paralyse), wird entsprechend weniger Toxin verwendet.

Kombination mit anderen Therapien

Der Einsatz von Augmentationstechniken ist im Bereich der Glabella mit der Botulinum-Therapie bei jüngeren Patienten meist unnötig geworden. Bei älteren Patienten mit tieferen Falten ist es sinnvoll, nach einer Unterspritzung mit z. B. Kollagen oder Eigenfett den sog. „Rebound"-Effekt durch das „Zur-Seite-Gewalktwerden" des Augmentationsmaterials zu verhindern. Dadurch wird auch die Haltbarkeit des Fillers positiv beeinflusst (Carruthers u. Carruthers 2003).

Anatomie

Die Glabellafalten werden durch den Zug mehrerer Muskeln verursacht. Der M. corrugator zieht die Augenbraue nach mediokaudal, der M. orbicularis oculi nach medial. Nach kaudal wird die Augenbraue von den Mm. procerus und depressor supercilii gezogen. Variationen in der Muskelanatomie sind häufig.

Injektionstechnik

Wie erwähnt, ist seit Januar 2006 das Präparat Vistabel in Deutschland zur Behandlung der Glabellafalte zugelassen. Damit verbunden ist eine Injektionsvorschrift laut Fachinformation, nämlich je 4 E in 5 Injektionsstellen, insgesamt 20 E pro Glabella. Ascher postuliert eine gute Wirksamkeit für 50 E Dysport (Ascher et al. 2004), dagegen steht eine Studie, die 20 E Botox als überlegen herausstellt (Lowe PL et al. 2005). Bitte Dosis nach inspektorischem und palpatorischem Befund individualisieren.

Für die Paralyse der Muskeln der Glabellaregion wurden verschiedene Techniken publiziert. Im Folgenden wird die Technik von Carruthers beschrieben:

Am Anfang steht die Evaluation der individuellen Besonderheiten – liegt eine geschwungene (weiblicher Typ) oder eine gerade (männlicher Typ) Augenbraue vor? Lage der Braue unterhalb des knöchernen Orbitarandes bedeutet Brauenptosis.

Frauen mit geschwungenen Augenbrauen

(Abb. 3.**1a**, nach Carruthers u. Carruthers 1998a)

Bei der Therapie soll darauf geachtet werden, dass die geschwungene Augenbrauenarchitektur erhalten bleibt. Die Muskeln, die die Augenbrauen nach medial bewegen und so für den zornigen Ausdruck verantwortlich sind, sind hier nicht so stark entwickelt. Deshalb ist eine Dosis von 20 E Botox bzw. 80–100 E Dysport in diesem Falle ausreichend. Die injizierten Muskeln sind M. procerus, medialer Aspekt des M. corrugator, M. orbicularis (Abb. 3.**1b**).

Die injizierten Punkte sind etwas oberhalb der Nasenwurzel und unterhalb der Verbindungslinie der medialen Augenbrauenenden. In dieser Lokalisation kann eine leichte Massage post injectionem erfolgen. Die weiteren Injektionen befinden sich auf einer Linie über dem inneren Augenwinkel. Wichtig: Der unterste Einstich ist immer oberhalb des kranialen Orbitarandes zu setzen, um Nebenwirkungen zu vermeiden. Im Gegensatz zu den meisten Anwendern massiert der Autor grundsätzlich; das macht die Prozedur für den Patienten angenehmer, die Richtung der physikalischen Diffusion kann durch den gezielten Fingerdruck gut beeinflusst werden, und die Wahrscheinlichkeit der Hämatombildung an der Einstichstelle sinkt. Auch die Nadelspitze soll, wie bereits erwähnt, bei der Injektion immer weg vom Auge zeigen.

Frauen mit eher horizontalen Augenbrauen

(Abb. 3.**2a**, nach Carruthers u. Carruthers 1998a; Carruthers et al. 2004)

In diesem Fall sind die Muskeln, die einen Zug in horizontaler Richtung ausüben, aktiver und erfordern höhere Toxin-Dosen zur vollständigen Paralyse. Insgesamt werden ca. 25 E Botox bzw. 100–125 E Dysport benötigt. Im Vergleich zu den Patienten mit geschwungenen Augenbrauen kommen hier Injektionspunkte jeweils in der Mediopupillarlinie hinzu (Abb. 3.**2b**). Wichtig zu beachten hierbei: Diese Injektion soll mindestens 1 cm über dem knöchernen Orbitarand liegen, da sonst eine Brauenptosis zu befürchten wäre.

Gerade Augenbrauen bei Männern

(Abb. 3.**3a**, nach Carruthers u. Carruthers 1998a; Carruthers et al. 2004)

Das Therapieschema entspricht hier dem bei Frauen mit eher horizontalen Augenbrauen. Da bei Männern meist mehr Muskelmasse vorliegt, wird eine höhere Dosis gewählt (Abb. 3.**3b**). Üblicherweise erhalten Männer dann ca. 35 oder deutlich mehr E Botox (Carruthers u. Carruthers 2005a).

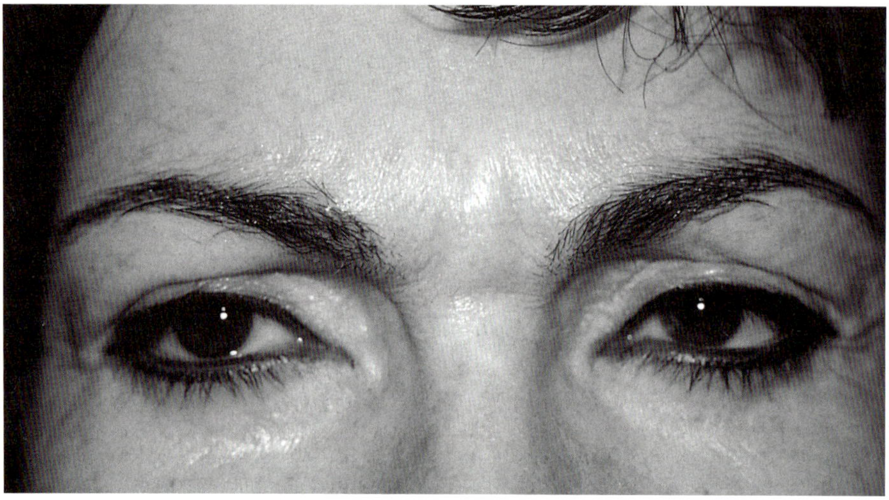

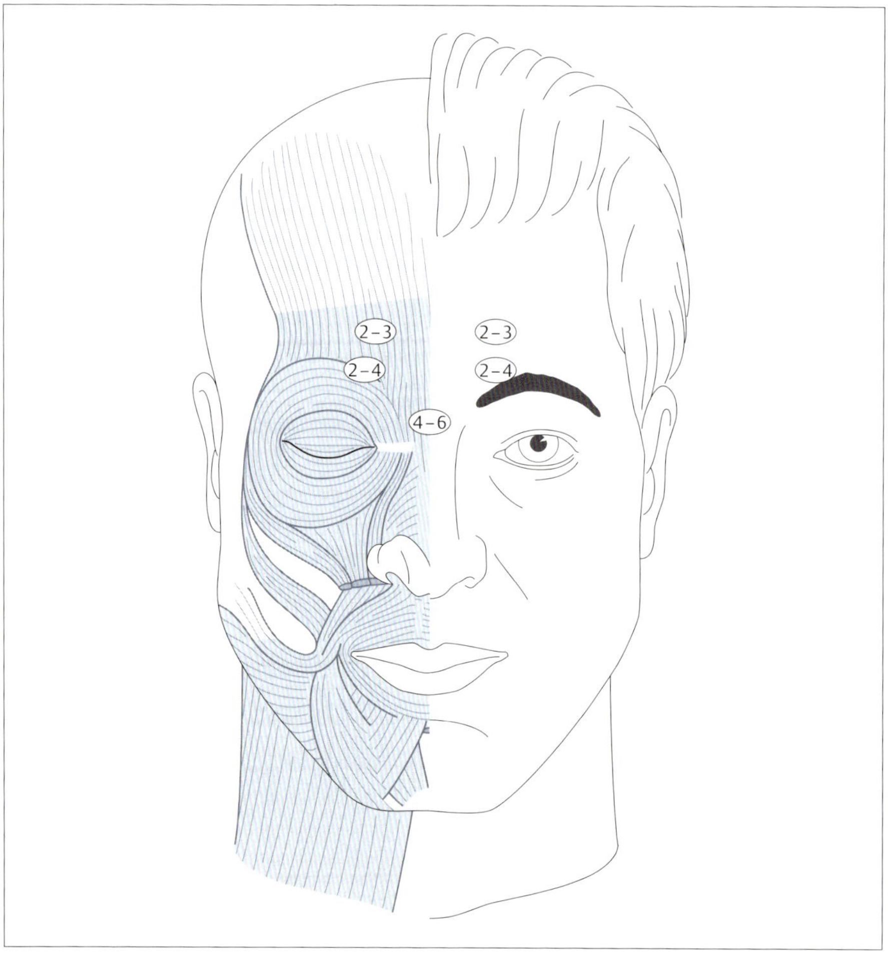

Abb. 3.**1a** u. **b**.

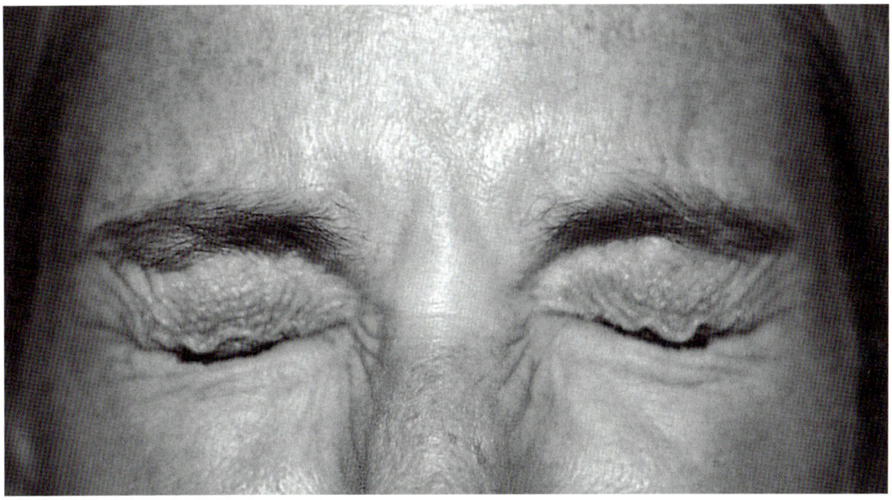

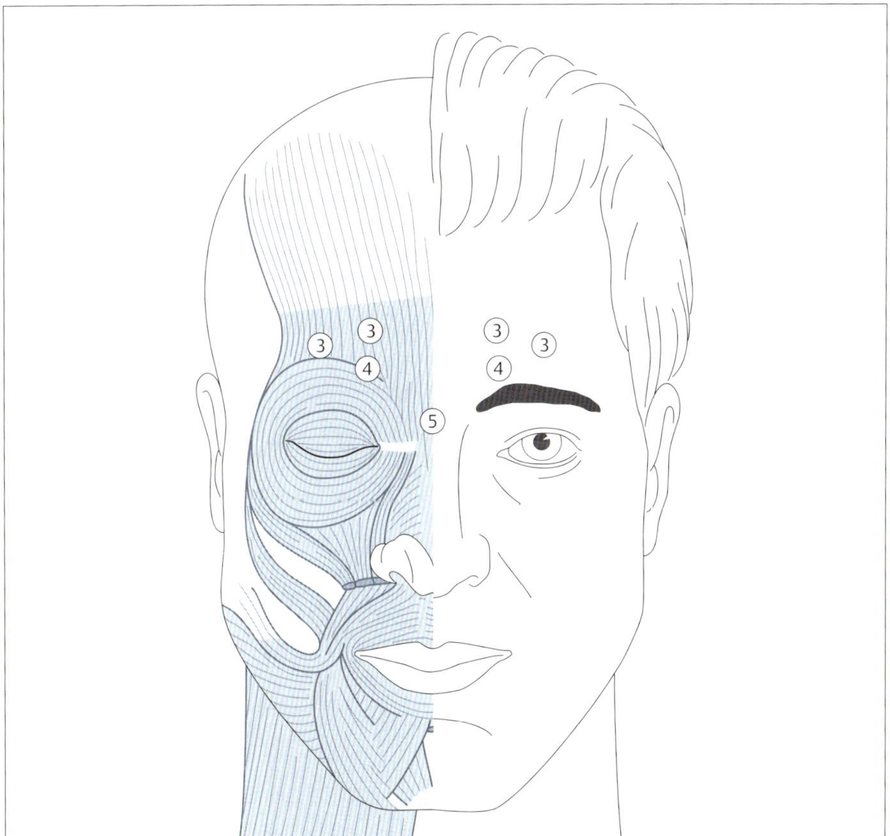

Abb. 3.**2a** u. **b**.

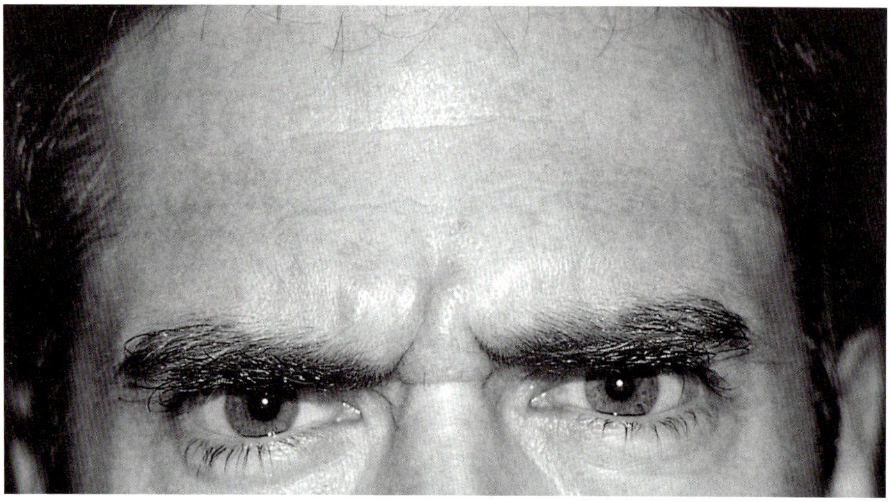

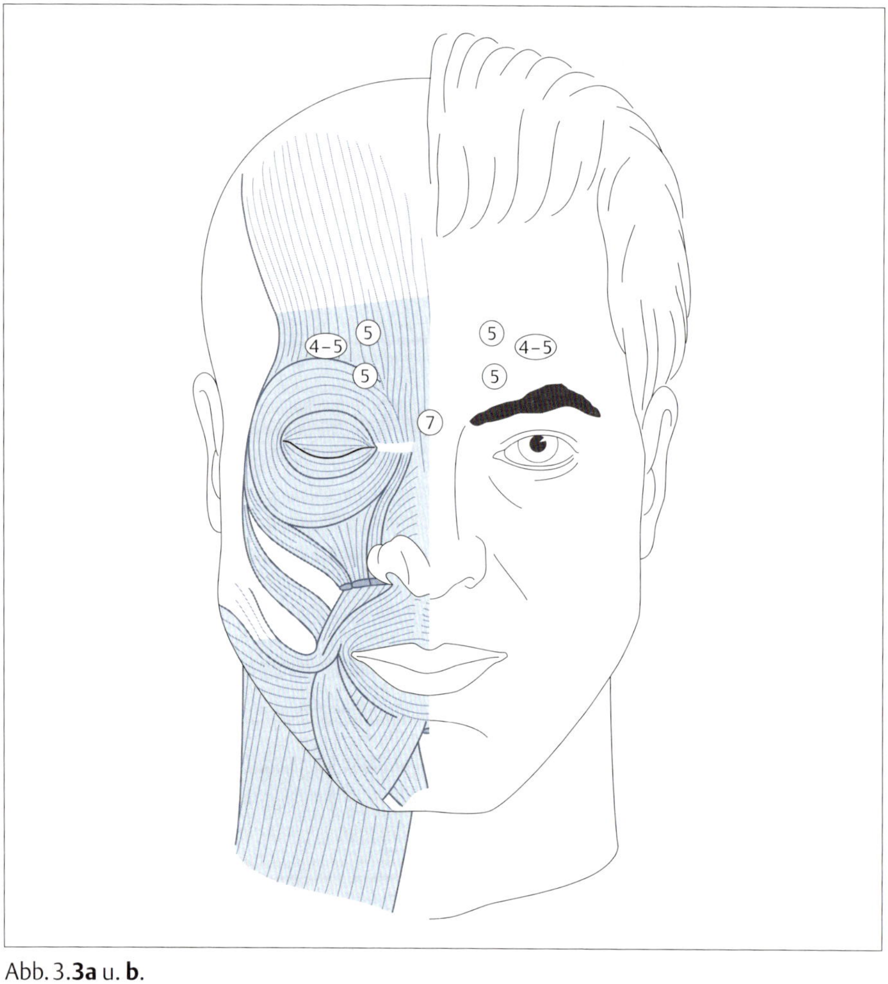

Abb. 3.**3a** u. **b**.

Indikationsbewertung „Zornesfalte"

Sehr gut geeignet.

Tipps und Tricks

Augenbrauen sind sehr häufig asymmetrisch. Patienten vor der Behandlung darauf hinweisen und fotodokumentieren.

Cave

Injektionen immer oberhalb des knöchernen Orbitarandes.

Komplikationen

- Levatorptosis bei Injektion unter Septum orbitale,
- Hämatome,
- diskrete Kopfschmerzen einige Stunden post injectionem.

Therapie von Komplikationen
(nach Matarasso 1998)

Lidptosis, alpha-adrenerge Agonisten: Apraclonidin-Augentropfen (IopiDIN 0,5%, Fa. Alcon Pharma GmbH, Freiburg) und Phenylephrin (z. B. Vistosan Liquifilm, Fa. Pharm-Allergan, Ettlingen, oder Visadron, Fa. Alcon Pharma) stimulieren den Müller-Muskel und können theoretisch das Oberlid elevieren. Symptomatisch, 1–3 Tropfen täglich. Limitierter Effekt.

3.2 Stirn

„Sorgenfalten" (Abb. 3.**4a**); engl. Synonym: Horizontal Forehead Lines.

Allgemeines

Die horizontalen Falten im Bereich der Stirn stören viele Patienten. Allerdings sind sie die Folge und der Ausdruck von mimischer Aktivität, die für die soziale Interaktion nötig ist. Das Hochziehen der Stirn verrät Erstaunen, aber auch Anteilnahme oder Verwunderung. Je jünger, desto weniger Querfalten auf der Stirn, je älter, desto mehr. Man kann sogar das Alter des Gegenübers grob an den Stirnfalten ablesen: Jede Querfalte steht für ungefähr ein Jahrzehnt.

Die glatte Stirn der Teenager steht für ungebrochene Jugend; Prof. Jean Carruthers sagt ihren weiblichen Patienten gerne: „Wegen des Botulinumtoxins habe ich seit zehn Jahren die Stirn nicht mehr gerunzelt, und wissen Sie was? Es fühlt sich großartig an!"

Trotzdem ist Vorsicht geboten: Die physiologische Brauenptosis des älteren Menschen kann sich verstärken, wenn man die Stirnmuskulatur zu stark lähmt und die

Brauendepressoren in der Folge überwiegen. Dies könnte durch das Tiefersinken der Brauen zu einem „verärgerten“ Gesichtsausdruck führen. Ein maskenhaftes Aussehen nach Übertherapie muss unbedingt vermieden werden.

Aufklärungsgespräch

Hier ist es besonders wichtig, im Vorgespräch die Wirkung des Toxins genau zu erklären, damit der Patient mitentscheiden kann, welcher Effekt erzielt werden soll. Manchmal ist es nötig, die Zielvorstellung nicht gleich bei der ersten Sitzung erreichen zu wollen, sondern wegen des unterschiedlichen Ansprechverhaltens und der zu erwartenden Nebenwirkungen zu „titrieren“, das heißt, zunächst mit niedrigeren Dosierungen zu „experimentieren“.

Kombination mit anderen Therapien

Der Einsatz von Augmentationstechniken im Bereich der Stirn kann bei älteren Patienten mit tieferen Falten sinnvoll sein. Auch bei jedem Skin Resurfacing ist eine gleichzeitige Botulinum-Gabe zu erwägen.

Anatomie

Der große Muskel unter der Stirnhaut ist streng akademisch betrachtet der Venter frontalis des M. occipitofrontalis. Er besteht in seinem vorderen Anteil aus zwei Muskelbäuchen, die in der Galea aponeurotica ansetzen und ihren Ursprung in der Augenbrauenhaut haben (nach Schiebler u. Schmidt 1981). In anderen Beschreibungen inseriert der Frontalis auch in Anteilen des M. procerus, dem M. corrugator und dem M. depressor supercilii. Diese Muskelbäuche werden in den meisten anatomischen Atlanten streng getrennt, in vivo sind die Verhältnisse natürlich wie so oft individuell variabel. Deshalb sollte man unbedingt den genauen Verlauf durch willentliche Anspannung hervortreten lassen und bei der Behandlung beachten.

Injektionstechnik

Für die Paralyse der Muskeln der Stirn wurden verschiedene Techniken publiziert. Wegen der Diffusion des Toxins werden nur einige wenige Injektionspunkte gebraucht (Abb. 3.**4b**) (Borodic et al. 1994b). Keen injizierte insgesamt 20 E Botox in einer Verdünnung von 2,5 oder 5 E/ml im Bereich der Stirn (Keen et al. 1994a). Garcia und Fulton injizierten 15–20 E Botox in einer Verdünnung von 10 E/ml in 0,1-ml-Schritten für Glabella, „Krähenfüße“ und Stirn zusammen (Garcia u. Fulton 1996). Ascher schließlich nahm 40–50 E Dysport zur Behandlung der Stirn (Ascher et al. 1995). Carruthers selbst geben verschiedene Techniken an: Injektion von 10–15 E Botox in Schritten von jeweils 1 E zu beiden Seiten der Falten (Carruthers u. Carruthers 1998b) oder, wie im Folgenden beschrieben, in einer Linie (Carruthers u. Carruthers 1998a).

Der Autor bevorzugt eine sehr konservative Therapie mit wenigen Einheiten im Stirnbereich.

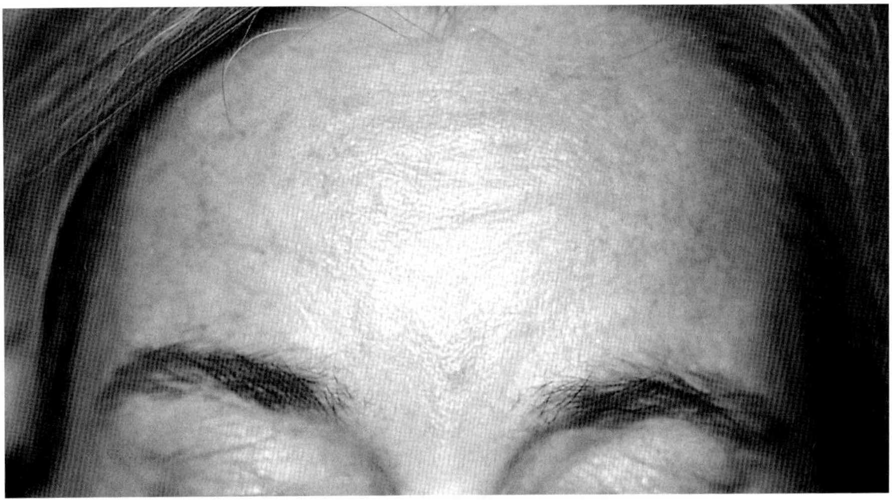

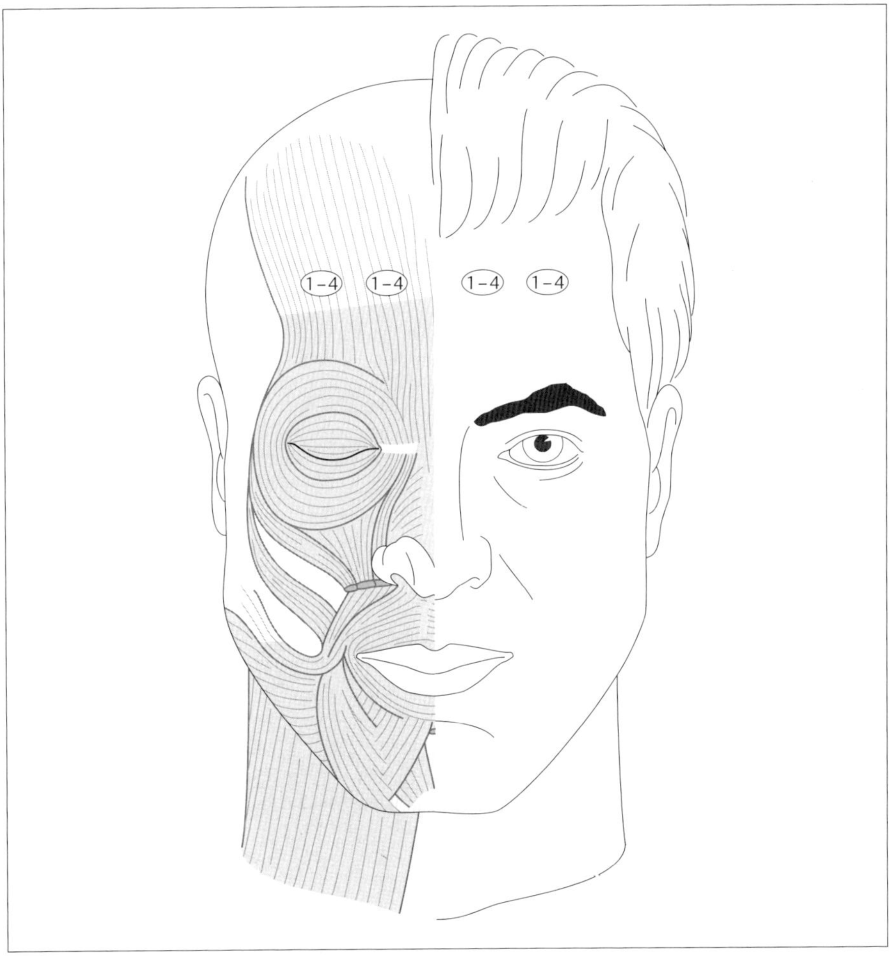

Abb. 3.**4a** u. **b**.

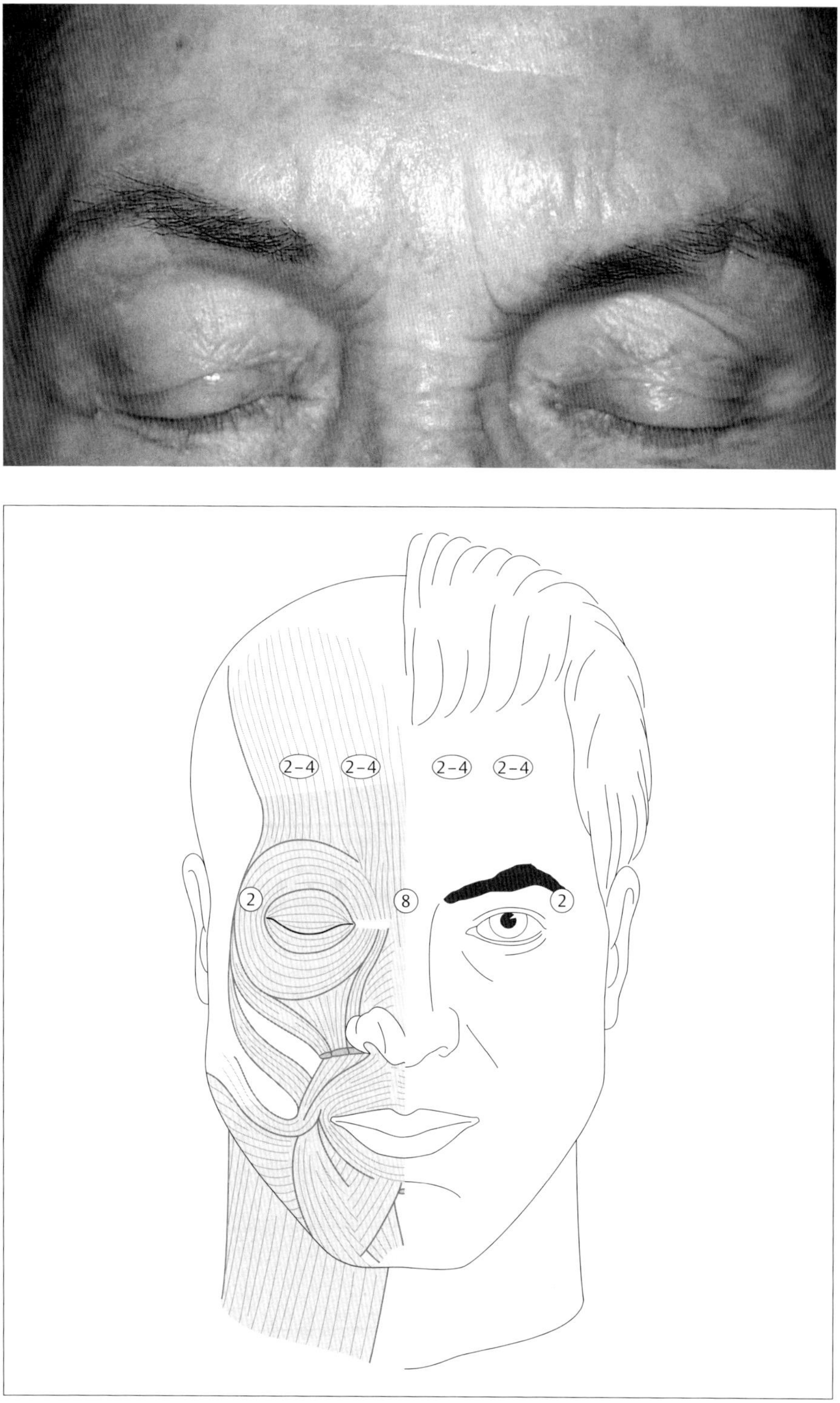

Abb. 3.**5a** u. **b**.

Junge Patienten

Junge Patienten können mit 16–20 E Botox in einer gedachten Linie in der Mitte zwischen Augenbrauen und Haaransatz behandelt werden. 4–5 E werden in der Mediopupillarlinie gesetzt, zwei weitere Injektionen in gleichem Abstand dazwischen. Gut massieren.

Ältere Patienten und Brauenptosis (Abb. 3.5a)

Die Injektion der Stirn erfolgt wie bei jungen Patienten in einer geraden Linie in der Stirnmitte.

Bei Patienten mit tieferstehenden Augenbrauen, milder Brauenptosis oder im Prinzip bei allen Menschen über 50 sollten die Brauendepressoren mitbehandelt werden (Abb. 3.**5b**). Bei Frauen werden 8 E Botox, bei Männern 12 E in den Procerus gegeben, wie bei der Behandlung der Glabella beschrieben.

Die lateralen Brauendepressoren werden wie folgt geprüft: Beobachtung des lateralen Augenwinkels bei maximaler Kontraktion des Orbicularis. Findet sich hier eine Aktivität, so sollte der laterale Anteil des M. orbicularis bei Frauen mit 2, bei Männern mit 3 E Botox mitbehandelt werden. Die Injektion erfolgt direkt oberhalb des lateralen Augenwinkels und ein kleines Stück oberhalb des knöchernen Orbitarandes (siehe auch Kap. 3.3 „Augenbrauen“).

Indikationsbewertung „Sorgenfalten“

Sehr gut geeignet.

Tipps und Tricks

- Konservativ behandeln.
- Eher schwächen als paralysieren.

Cave

- Injektionen mindestens einen Zentimeter oberhalb der Brauen.
- Ausnahme: Injektion nach Huang, hier Nadelspitze vom Auge weg und besonders sorgfältige und langsame Injektion.
- Gleichmäßige Injektionen, um mediale und laterale Muskelanteile gleichmäßig zu treffen.

Komplikationen

- Brauenptosis, auch „Heavy Brow“ genannt.
- Hochstehen des lateralen Augenbrauenanteils nach ungleichmäßiger Lähmung (engl: „Quizzical Eyebrow“ oder „Cockeyed Appearance“). Auch „Spock-Augenbraue“ nach der bekannten Figur in der Serie „Raumschiff Enterprise“ genannt.
- Manchmal vorübergehende Schmerzen um die Injektionsstelle (Carruthers u. Carruthers 1994a; Keen et al. 1994a).

Therapie von Komplikationen
(nach Matarosso 1998)

- Brauenptosis ist nicht zu therapieren. Dem Patienten versichern, dass er nach 3–4 Monaten wieder wie vorher aussieht.
- „Spock-Augenbraue“. Gabe einer geringen Menge von Botox in den restaktiven Muskel. Cave: Übertherapie hier resultiert in hängender lateraler Augenbraue (Blitzer et al. 1993).

3.3 Augenbrauen

Engl. Synonyma: Raising Eyebrows; Chemical Browlift.

Allgemeines

Die Botulinum-Therapie zur Anhebung der Augenbrauen wurde erstmals 1999 beschrieben (Huang et al. 2000; Huilgol et al. 1999). Schon vorher hatte man festgestellt, dass durch die Lähmung der Brauendepressoren die Augenbraue leicht nach oben steigt, allerdings ohne diesen Effekt bewusst zu nutzen.

Im Alter sinken die Augenbrauen meist nach unten, bei Männern ist dabei eine gewisse Ptosis physiologisch. Hierzu ein Zitat von Alastair Carruthers: „Real men have brow-ptosis.“

Natürlich sind der Botulinum-Therapie zur Anhebung der Brauen recht enge Grenzen gesetzt: Bei ausgeprägteren Befunden ist deshalb ein Stirnlift indiziert.

Aufklärungsgespräch

Typischerweise beschweren sich die Patienten darüber, dass die Augenbrauen eine zu gerade Linie beschreiben bzw. die natürliche gebogene Form verloren haben und nach unten hängen. Die Möglichkeiten des „Chemical Browlift“ – verglichen mit den chirurgischen Methoden (klassisches und endoskopisches Stirnlift), die üblicherweise einen besseren und länger anhaltenden Erfolg mit wesentlich mehr Aufwand und Nebenwirkungen erkaufen – sollten ausführlich diskutiert werden.

Kombination mit anderen Therapien

Die Botulinum-Injektionen können ca. zwei Wochen vor einem geplanten chirurgischen Oberlidlifting erfolgen. So können die erzielten Effekte bei der präoperativen Planung am OP-Tag berücksichtigt werden.

Anatomie

Die Bewegungen der Augenbrauen werden durch den Zug mehrerer Muskeln verursacht. Der M. corrugator zieht die Augenbraue nach mediokaudal, der M. orbicularis oculi nach medial. Nach kaudal wird die Augenbraue von dem M. procerus und dem M. depressor supercilii gezogen. Variationen in der Muskelanatomie sind häufig.

Injektionstechnik

Die Augenbrauen können mittels gezielter Botulinum-Injektion geringgradig angehoben werden (Choong 2006). Huilgol und Carruthers sahen in einer Studie bei 5 von 7 Patienten eine durchschnittliche Elevation von 1–3 mm (Huilgol et al. 1999), Huang sogar eine statistisch signifikante Anhebung von 2–3 mm (Huang et al. 2000).

Injektion nach Carruthers: Glabella 7–10 E Botox, supralaterale Augenbraue 1–2,5 E Botox (Abb. 3.**6**).

Injektion nach Huang: Glabella bzw. M. corrugator jeweils 5 E Botox je Seite, lateraler oberer Orbitarand knapp unterhalb der Augenbrauen 10 E Botox in 4 gleichen Anteilen (Abb. 3.**7**).

Indikationsbewertung „Augenbrauen"

Mit Einschränkungen gut geeignet.

Tipps und Tricks

Augenbrauen sind sehr häufig asymmetrisch. Patienten vor der Behandlung darauf hinweisen und fotodokumentieren.

Cave

- Injektionen immer oberhalb des knöchernen Orbitarandes.
- Injektionen nach Huang besonders langsam und vorsichtig, Nadelspitze zeigt weg vom Auge.

Komplikationen

Levatorptosis bei Injektion unter Septum orbitale.

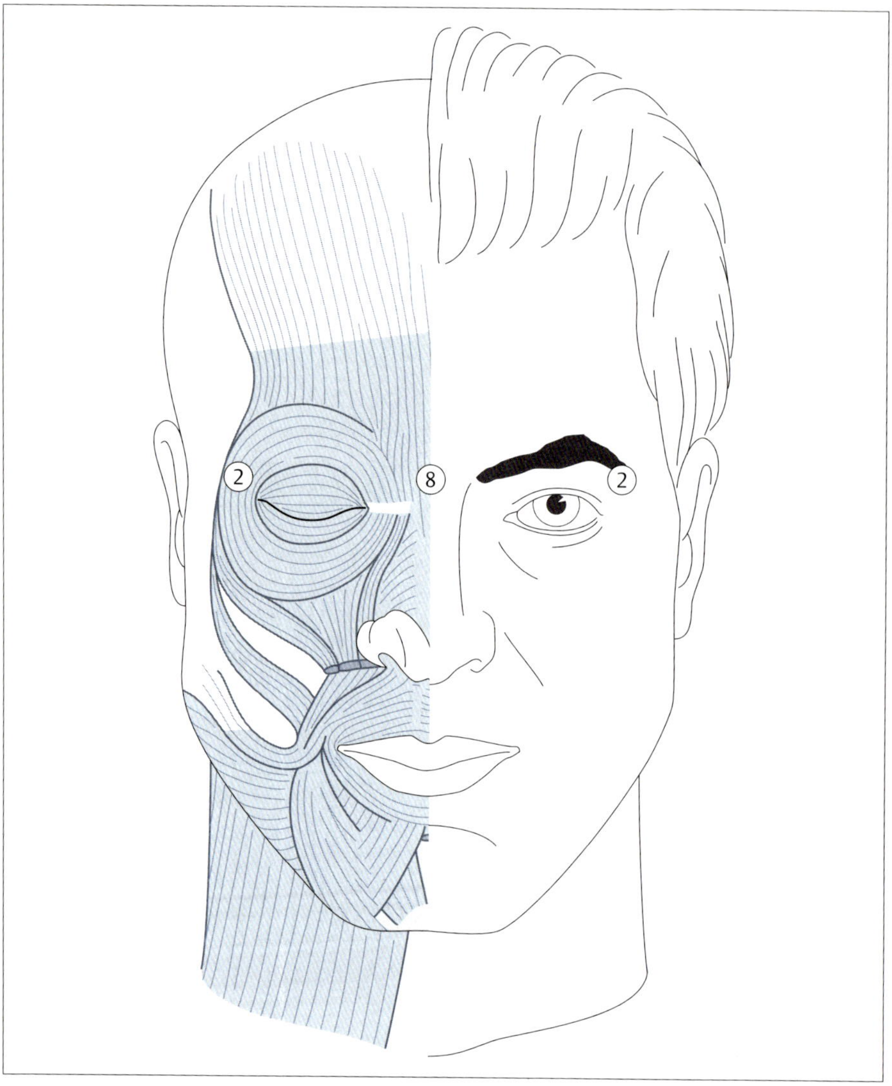

Abb. 3.**6**.

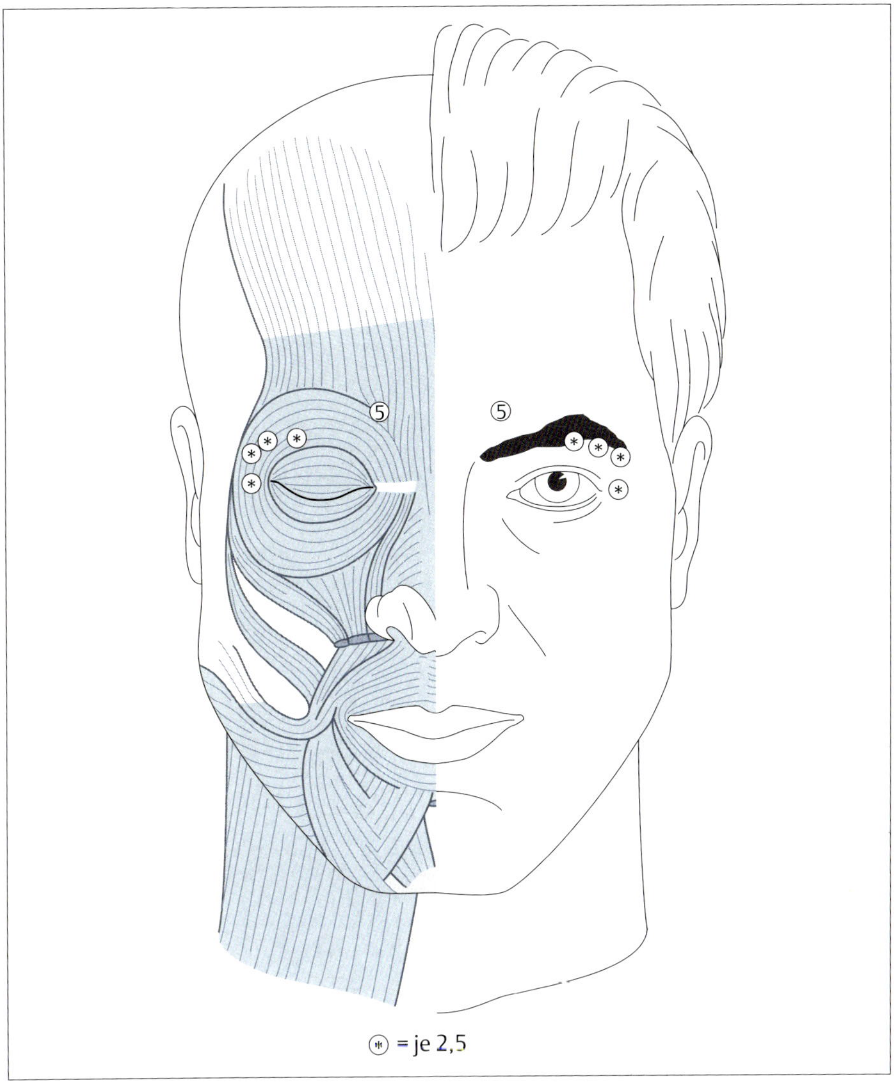

Abb. 3.**7** Für Fortgeschrittene: Cave Diffusion mit nachfolgender Oberlid-Ptosis.

3.4 Periorbitale Falten

„Krähenfüße", „Blinzelfältchen" (Abb. 3.**8a**); engl. Synonyma: Crow's-Feet, Lateral Canthal Rhytides, Lateral Squint Lines.

Allgemeines

Periorbitale Fältchen, die auch „Krähenfüße" genannt werden, treten erst ab einem bestimmten Stadium der Elastose des Koriums auf. Sie können also als Alterungszeichen gesehen werden, speziell für die aktinische Elastose. Junge Leute haben keine „Krähenfüße", da die Haut noch zu elastisch ist und immer wieder in ihre ursprüngliche Lage zurückgeht. Diese „Lachfältchen" führen im Prinzip zu einem sympathischen Aussehen, wirken aber dennoch je nach Ausprägung sehr störend.

Aufklärungsgespräch

Typischerweise beschweren sich die Patienten darüber, dass sich beim Lachen die Falten recht weit „nach hinten ziehen". Die Patienten können dahingehend aufgeklärt werden, dass die Lachfalten nicht im eigentlichen Sinne „verschwinden", sondern dass sie sich nach Therapie nur noch bis zum Orbitarand ziehen werden. Patienten jeden Alters und jeder Ausprägung von aktinischer Elastose (sonnengeschädigte Haut) werden von der Behandlung profitieren.

Wichtig ist der Hinweis, dass gerade in diesem Bereich die Falten sehr gut auf die Botulinum-Injektion ansprechen, und dass deshalb nicht-muskulär bedingte Falten deutlicher zu sehen sein werden, obwohl sich objektiv an diesen nichts verändert.

Kombination mit anderen Therapien

Der zusätzliche Einsatz von Augmentationstechniken ist für die Therapie der „Krähenfüße" weitgehend verzichtbar geworden. Bei jedem Skin Resurfacing ist eine vorherige Botulinum-Gabe sehr sinnvoll.

Die Botulinum-Injektion sollte nie zeitgleich mit einem Hauterneuerungsverfahren, wie z. B. Chemical Peeling oder Laser Skin Resurfacing, eingesetzt werden, da durch das inflammatorische Ödem die Diffusion erleichtert wird.

Anatomie

Die Falten ziehen sich im rechten Winkel zum Muskelzug des M. orbicularis oculi, also radiär vom lateralen Epikanthus weg. Die zirkulär um das Auge ziehenden Fasern des M. orbicularis oculi sind in diesem Bereich für das feste Zusammenkneifen der Lider zuständig. Deshalb ist das Ziel der Therapie hier auch nicht die komplette Paralyse, sondern nur eine gezielte Schwächung des Muskels.

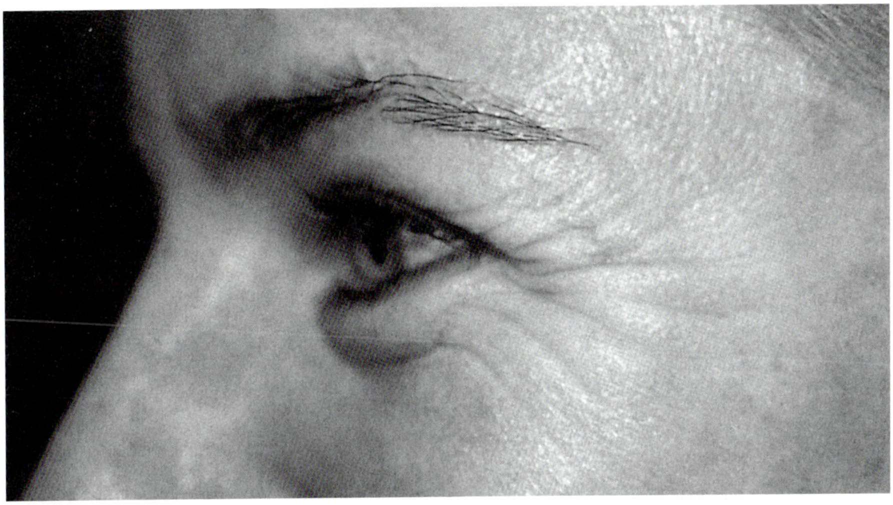

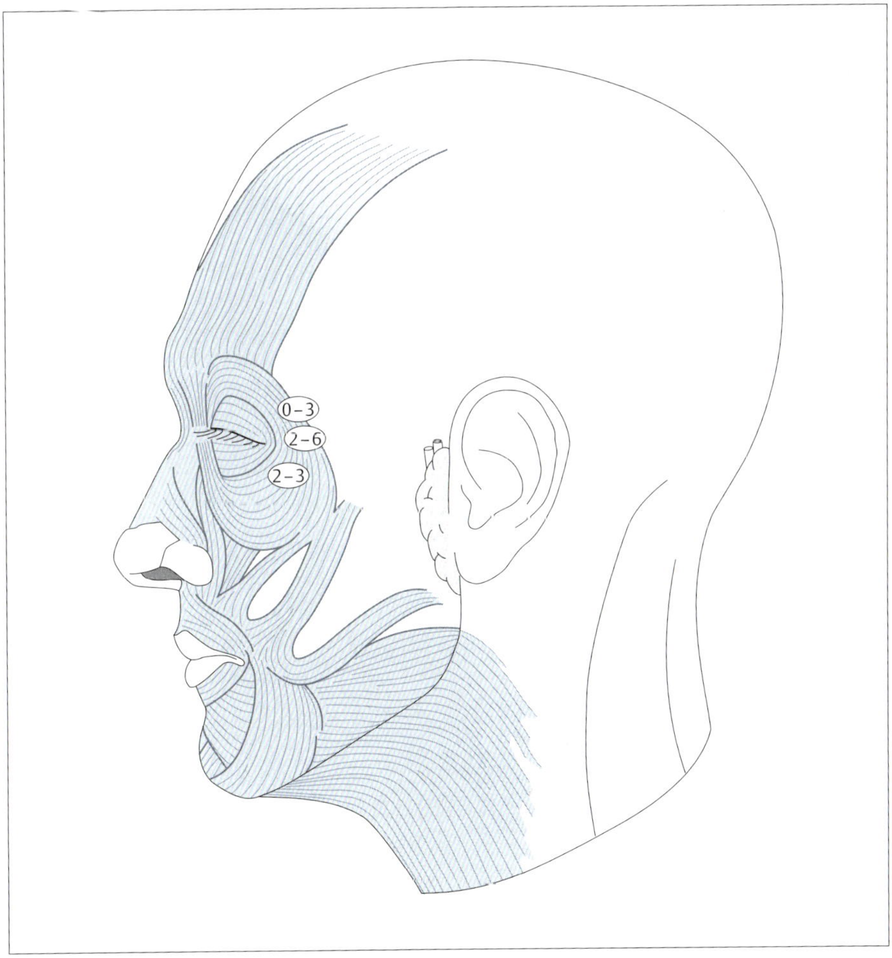

Abb. 3.**8a** u. **b**.

Injektionstechnik

Für die Behandlung der Muskeln der Periorbitalregion wurden verschiedene Techniken publiziert. Die meisten Autoren injizieren an zwei bis drei Stellen auf jeder Seite, wobei 5–15 E Botox pro Seite verwendet werden (Abb. 3.**8b**) (Ascher et al. 1995; Carruthers u. Carruthers 1994a; Garcia u. Fulton 1996; Keen et al. 1994a, 1994b). Neuere Studien zeigen eine hohe Patientenzufriedenheit bei ca. 12 E pro Seite (Kowalski 2005; Lowe NJ et al. 2005). Im Folgenden wird die Technik von Carruthers beschrieben (Carruthers u. Carruthers 1998b):

Der Patient wird gebeten, die Muskeln in dem Bereich maximal zu aktivieren (stark lächeln oder Augen zukneifen). In die zentrale Region der Falten, die von Patient zu Patient variieren kann, werden im Abstand von 1 cm vom lateralen knöchernen Orbitarand 4–6 E Botox injiziert, subkutan oder je nach Befund auch intrakutan im Sinne der SIT (Superfizielle Injektionstechnik, siehe Kap. 2.4 „Manuelle Injektionstechnik“). Die zweite und dritte Injektion wird ungefähr 1–1,5 cm über und unter der ersten Injektion vorgenommen.

In jedem Fall soll der am weitesten medial gelegene Injektionspunkt lateral einer Linie durch den äußeren Augenwinkel liegen.

Indikationsbewertung „Krähenfüße“

Sehr gut geeignet.

Tipps und Tricks

Injektion bei maximaler Muskelkontraktion führt nicht nur zu besserer Beurteilbarkeit der Injektionsstellen, sondern reduziert auch die Schmerzen bei der Injektion und die Hämatomgefahr.

Cave

- Injektionen immer außerhalb des knöchernen Orbitarandes.
- Injektionen immer oberhalb des Os zygomaticum.

Komplikationen

- Selten Akzentuierung von vorbestehenden Fettherniationen („Tränensäcke“) des unteren Augenlides (Ascher et al. 1995).
- Tiefertreten des unteren Augenlides (Keen et al. 1994b).
- Bei deutlicher Übertherapie oder Nichtbeachtung des Mindestabstandes zum Auge: Diplopie nach Diffusion des Toxins mit resultierender Paralyse des lateral gelegenen M. rectus (Garcia u. Fulton 1996).
- Selten Auftreten von persistierenden Ödemen auch nach korrekter Injektion.
- Bei Injektion in den M. zygomaticus Ptosis des Mundwinkels, bei höheren Dosen fazialislähmungsartiges Bild (Matarasso u. Matarasso 2001).

Therapie von Komplikationen
(nach Matarasso 1998)

- Tiefertreten des unteren Augenlides: Mit Expositionskeratitis symptomatisch, der untere Lidrand kann temporär unterstützt werden, bis sich die Muskelaktivität wieder eingestellt hat.
- Vorsorge: Strenge Beachtung des Mindestabstandes vom lateralen Epikanthus und Injektion immer oberhalb des Os zygomaticum.

3.5 Suborbitalregion

Engl. Synonym: Suborbital Region (Abb. 3.**9a**).

Allgemeines

Inzwischen gibt es auch für diese Indikation eine Dosisfindungs-Studie von Flynn und Carruthers. Während sich die Injektionsstellen nicht verändert haben, wurde versucht, mit bis zu 8 E Botox je Unterlid eine Behandlung dieser Region durchzuführen (Flynn et al. 2003). Diese Dosierung erwies sich erwartungsgemäß als zu hoch, und die Autoren kommen zu dem Schluss, dass 2 bis maximal 4 E je Unterlid die besten Ergebnisse bringen. Es ist möglich, ein insgesamt jugendlicheres Aussehen herbeizuführen. Die Suborbitalregion wird „weicher", und es kommt zu einem Gesichtsausdruck, der als „Open-Eye Look" bezeichnet worden ist oder als „runderes Auge".

Die Behandlung wirkt am besten bei jüngeren Patienten, da ältere Menschen häufig einen Hautüberschuss aufweisen.

Aufklärungsgespräch

Der Patient sollte darüber informiert werden, dass in der Suborbitalregion konservativ vorgegangen werden muss, um die Schließmuskelfunktion des M. orbicularis oris nicht zu gefährden.

Von eminenter Wichtigkeit sind hier Anamnese und Hautbefund: Wurde in der Vergangenheit eine Unterlid-Blepharoplastik durchgeführt? Wurde bereits ein Skin Resurfacing durchgeführt? Besteht eine ausgeprägte Dermatochalasis mit deutlichem Hautüberschuss? Testung mittels „Snap-Test": Die Unterlidhaut wird zwischen Daumen und Zeigefinger vom Augapfel nach unten weggezogen und muss sich nach dem Loslassen augenblicklich und verzögerungsfrei wieder anlegen.

Kombination mit anderen Therapien

Die Botulinum-Injektion sollte nie zeitgleich mit einem Hauterneuerungsverfahren, wie z.B. Chemical Peeling oder Laser Skin Resurfacing, eingesetzt werden, da durch das inflammatorische Ödem die Diffusion erleichtert wird.

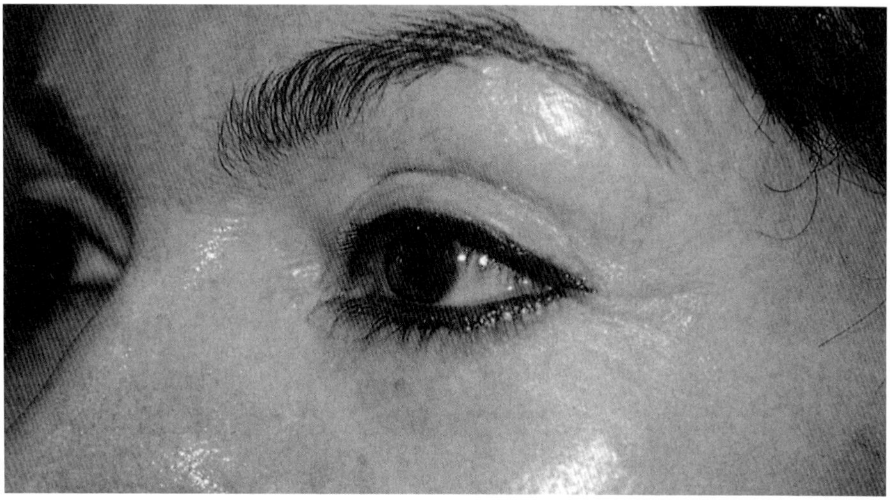

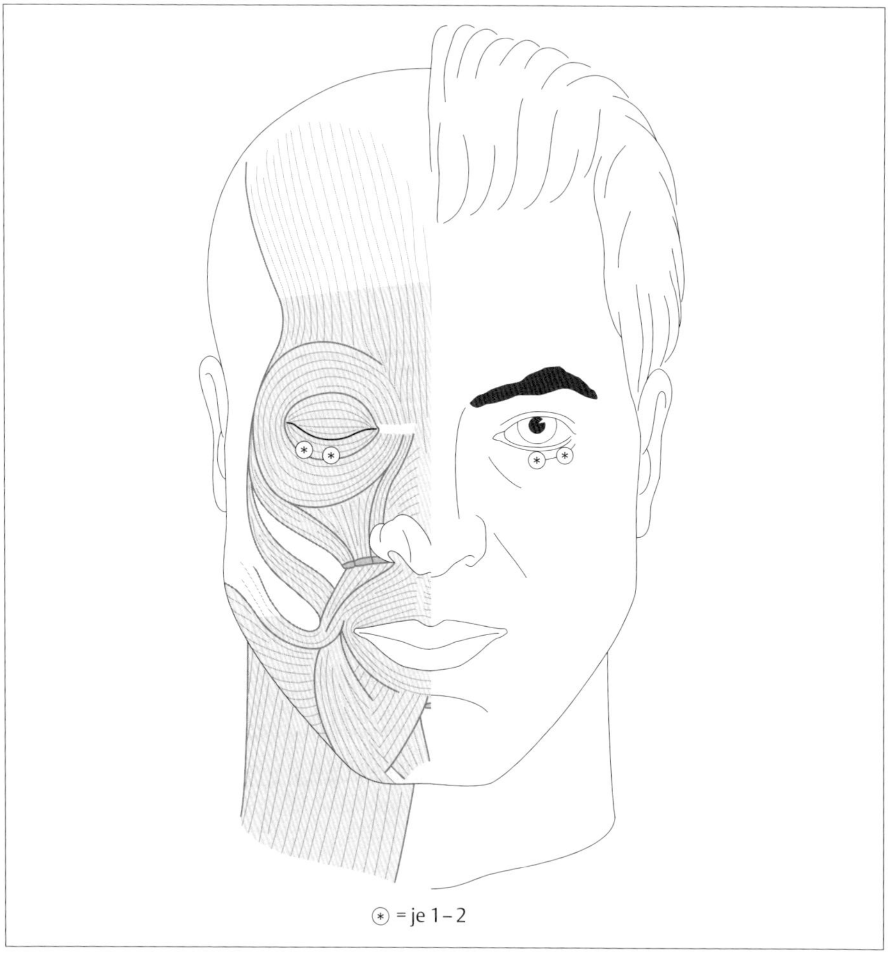

Abb. 3.**9a** u. **b**.

Anatomie

Das Ziel der Injektion sind die Fasern des M. orbicularis oculi.

Injektionstechnik

Obwohl der M. orbicularis oculi mit der Injektion erreicht werden soll, wird ausschließlich die streng subkutane Injektion empfohlen, um eine zu große Diffusion zu vermeiden. Deshalb darf in diesem Fall auch von der Regel abgewichen werden, dass Injektionen in einem Mindestabstand von 1 cm zum knöchernen Orbitarand erfolgen sollen.

Pro Augenlid gibt es zwei Injektionsstellen, es werden 1–2 E Botox pro Injektionsstelle gegeben (Abb. 3.**9b**). Eine Injektionsstelle befindet sich in der Mediopupillarlinie am Unterlidrand, die andere auf der halben Strecke zwischen Mediopupillarlinie und äußerem Augenwinkel.

Indikationsbewertung Suborbitalregion

Für Erfahrene geeignet.

Tipps und Tricks

Kombination mit den Injektionspunkten zur Anhebung der Augenbrauen führt zu einem „offeneren“ und jünger aussehenden Auge.

Cave

- Injektionen immer streng subkutan.
- Injektionen langsam und nur mit geringsten Dosen.

Komplikationen

- Bei Überdosierung Unterlid-Laxität mit Lidschluss-Insuffizienz.
- Unterlid-Ödeme oder geringe Fett-Protrusionen („Tränensäcke“ bzw. „Pseudo-Tränensäcke“).
- Hohes Risiko einer Hämatombildung in dieser Lokalisation.

3.6 Nase

Nasenfältchen, „Häschenfalten" (Abb. 3.**10a**); engl. Synonyma: Bunny Lines, Nasal Scrunch.

Allgemeines

Die auch als „Hexenfalten" titulierten kleinen Fältchen, die sich im oberen Drittel des Nasenflügels bei Aktivierung des M. nasalis bilden, stören die Patienten im Allgemeinen recht selten.

Als „Botulinum Toxin Sign" (Botulinumtoxin-Zeichen) wird das Phänomen bezeichnet, dass nach lege artis durchgeführter Botulinum-Therapie der Glabella bei willentlicher Kontraktion des Augenbereichs (starkes Zusammenkneifen der Augen) die verbleibende Aktivität von M. nasalis und Anteilen des M. orbicularis oculi besonders gut sichtbar wird (dieses Zeichen kann der erfahrene Leser übrigens auch gut z. B. in den Musikvideos bei etlichen amerikanischen Schauspielerinnen erkennen).

Stört den Patienten diese Restaktivität nach erfolgreicher Behandlung der Glabella noch, so kann mit der hier beschriebenen Technik leicht Abhilfe geschaffen werden.

Aufklärungsgespräch

Wichtig ist der Hinweis, dass hier mit einer niedrigen Standard-Dosierung angefangen werden muss, um eine zu starke Diffusion zu vermeiden.

Kombination mit anderen Therapien

Bei einem Skin Resurfacing kann eine gleichzeitige Botulinum-Gabe sinnvoll sein, aber nur, wenn diese Fältchen den Patienten präoperativ sehr gestört haben.

Anatomie

Der M. nasalis inseriert an der Haut des Nasenflügels und ist auch für die Verengung des Nasenloches zuständig.

Injektionstechnik

Technik nach Carruthers (Carruthers u. Carruthers 1998a): Pro Seite werden je nach Muskelstärke 2–5 E Botox im oberen Drittel des Nasenflügels injiziert (Abb. 3.**10b**).

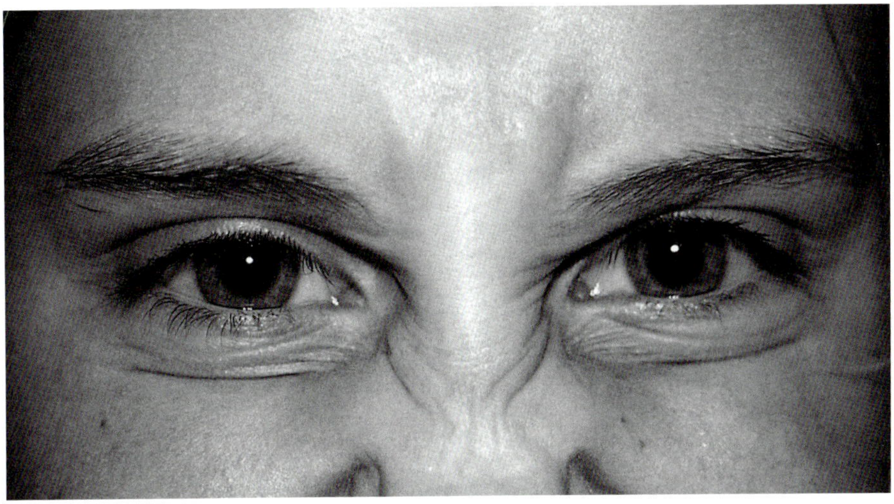

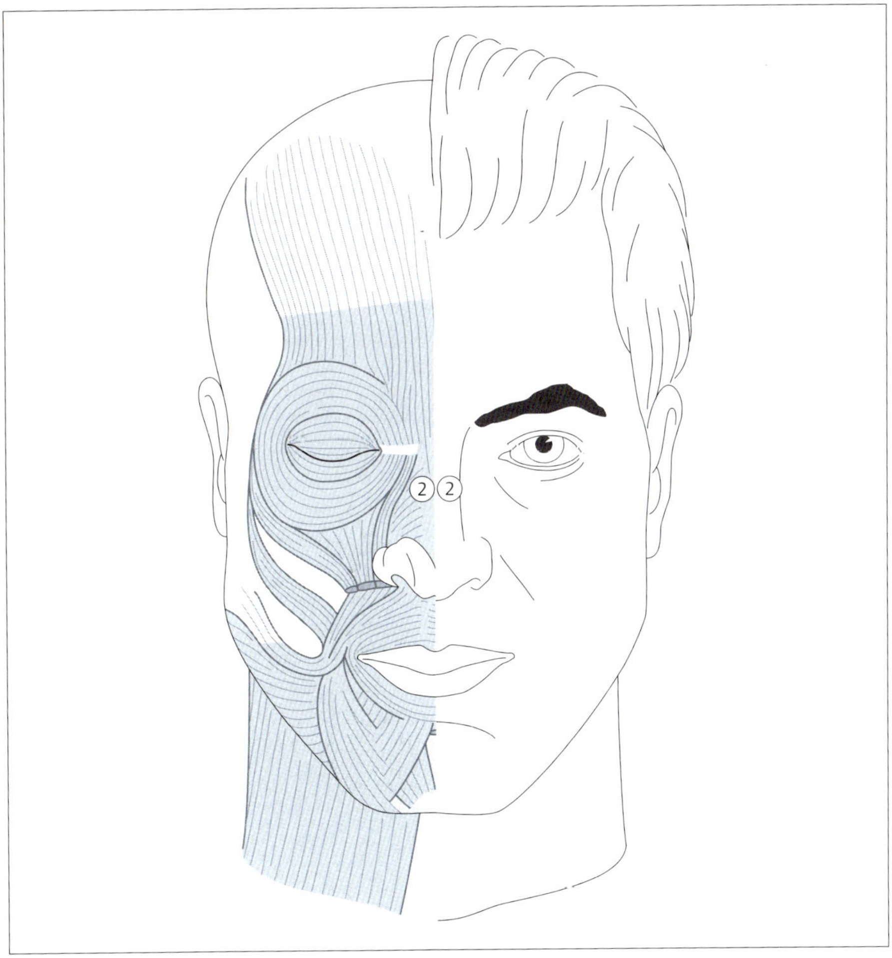

Abb. 3.**10a** u. **b**.

Indikationsbewertung „Nasenfältchen“

Gut geeignet.

Tipps und Tricks

Nicht massieren.

Cave

Immer nur geringe Dosen wegen Diffusionsgefahr.

Komplikationen

Theoretisch: Unterlidptosis (noch nicht beschrieben).

3.7 Mund, periorale Falten

1. Oberlippenfalten,
   „Raucherfalten“; engl. Synonym: Upper-Lip Wrinkling (Abb. 3.**11a**).
2. Unterlippenfalten,
   „Traurigkeitsfalten“; engl. Synonyma: Sad Lines, Marionette Lines.

Allgemeines

Oberlippe: Die besonders bei Frauen auftretenden radiären Oberlippenfalten sind eine Folge einer Elastose im Korium. Diese ist entweder aktinisch bedingt oder zusätzlich bzw. ausschließlich durch Nicotinabusus, was auch zur Namensgebung geführt hat. Da im perioralen Bereich nicht mit einer paralytisch wirksamen Dosierung gearbeitet werden darf, weil sonst sämtliche Funktionen der Lippenmuskulatur maximal gestört würden, dürfen keine großen Effekte erwartet werden. Die Botulinum-Injektion bietet sich hier eher adjuvant zu einer Augmentationstherapie oder im Rahmen eines Skin Resurfacing an, um den Befund abzurunden. Multiple kleinere Fältchen werden am besten in üblicher Weise behandelt, die Botulinum-Therapie eignet sich vor allem, wenn zwei oder drei größere, tiefere und störende Falten vorliegen.
Unterlippe: Hier stören besonders die tieferen Furchen, die sich manchmal vom äußeren Mundwinkel nach unten ziehen und dem Gesicht ein (vom Patienten meist als ungerechtfertigt empfundenes) trauriges Aussehen geben: Man lässt die Mundwinkel hängen. Eine Schwächung des Muskels führt zu einem geringen Überwiegen der Mundwinkel-Elevatoren.

Aufklärungsgespräch

Der Patient sollte über das relativ geringe Niveau der Verbesserung orientiert sein. Wichtig ist die Frage, ob der Patient evtl. auf die Fähigkeit zu pfeifen für die Dauer der Toxinwirkung verzichten kann. Bei Musikern, die ein Blasinstrument spielen, ist die periorale Anwendung von Botulinum obsolet.

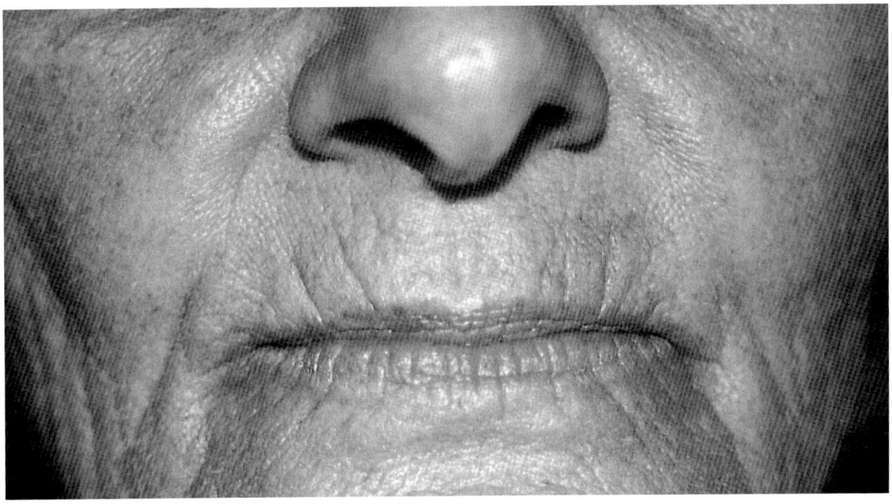

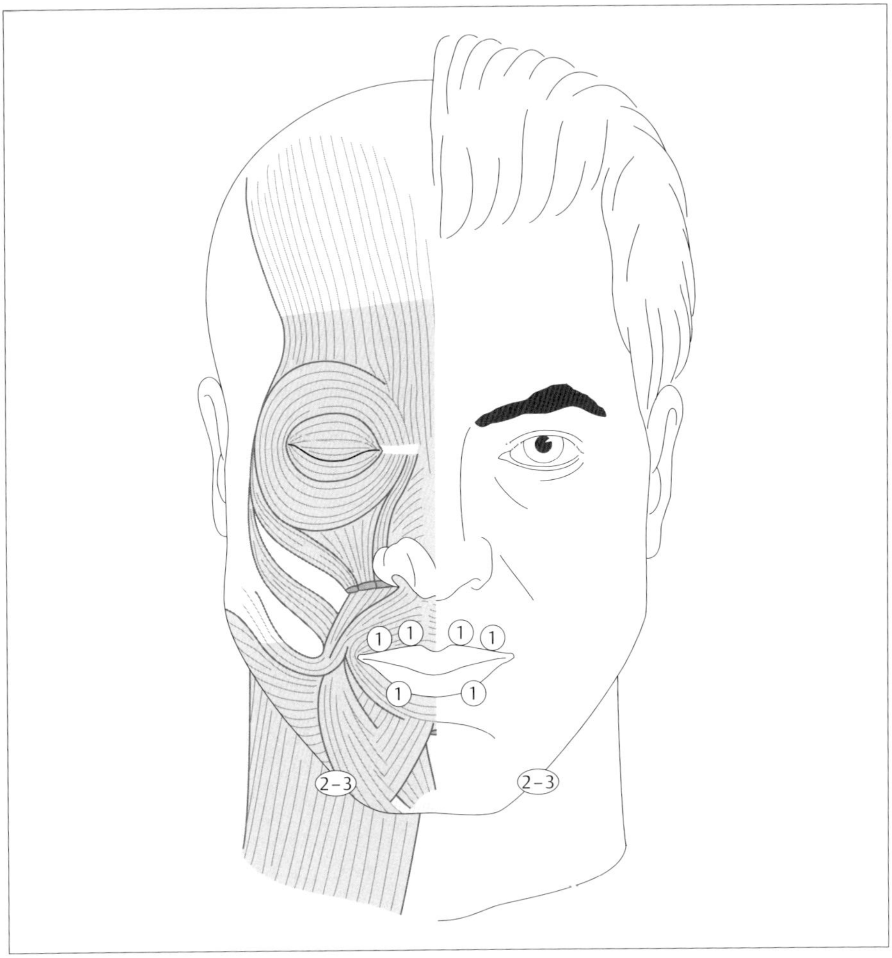

Abb. 3.**11a** u. **b**.

Der Effekt ist gewöhnungsbedürftig. Es ist von Vorteil, nur Patienten zu behandeln, die schon Erfahrung mit Botulinumtoxin an anderer Stelle gemacht haben. Ein deutlicher Effekt geht häufig mit mehr oder weniger ausgeprägten Funktionseinschränkungen einher.

Kombination mit anderen Therapien

Die Gabe von Botulinumtoxin sollte in der Perioralregion mit anderen Methoden kombiniert werden, um dem Therapieziel ein wenig näher zu kommen. Für die Oberlippe bieten sich hier besonders die Augmentationstherapie mit injizierbarem Kollagen oder Hyaluronsäure sowie alle Verfahren des Skin Resurfacing an, wie Dermabrasion und Dermasanding, Chemical Peeling, Coblation (Kalte Radiowellen-Ablation) und Laser-Ablation.

Anatomie

Oberlippe: Hier wirkt der Muskelzug des M. orbicularis oris.
Unterlippe: Der M. depressor anguli oris hat seinen Ursprung an der Mandibula und setzt an der lateralen Unterlippe an. Er wird auch „Trauermuskel" genannt (Putz 1999).

Injektionstechnik

Oberlippe (nach Carruthers u. Carruthers 1998a): In jede Falte Injektion einer kleinen Dosis von 1 bis max. 3 E Botox für insgesamt max. 3 Falten. Die Injektion erfolgt hier streng subkutan, das Toxin gelangt durch Diffusion an den Wirkungsort.
Unterlippe (nach Carruthers u. Carruthers 1998a): Der Patient wird aufgefordert, die Mundwinkel stark nach unten zu ziehen. Am Mandibularand kann der Muskel dann palpiert werden. Am Schnittpunkt der gedachten Verlängerung der Nasolabialfalte mit dem Mandibularand werden nun 2–3 E Botox injiziert (Abb. 3.**11b**). Die amerikanische Konsensusgruppe empfiehlt 4–10 E Botox für 2–6 Injektionspunkte (Carruthers et al. 2004), die deutsche Konsensusgruppe empfiehlt 2–12 E Botox für Ober- und Unterlippe (Sommer et al. 2006 [In Arbeit]).

Indikationsbewertung Perioralregion

Nur für Fortgeschrittene geeignet.

Tipps und Tricks

- Beginn immer mit möglichst niedriger Dosierung.
- Injektion immer subkutan analog dem Setzen einer kleinen Quaddel beim Intrakutantest.

Cave

Vorsichtige und minimale Dosierung bei perioraler Anwendung.

Komplikationen

- Teilinkompetenz des M. orbicularis oris mit temporärem Verlust der Fähigkeit zu pfeifen oder mit Strohhalm zu trinken.
- Unsymmetrisches Lächeln bei zu starker Schwächung des M. depressor anguli oris, besonders wenn Injektion zu weit medial.
- Ptosis der Oberlippe bei zu tiefer Injektion und Diffusion in den M. levator labii superioris alaeque nasi.

3.8 Kinn

1. Querfalte zwischen Kinnspitze und Unterlippe; engl. Synonym: Mental Crease.
2. Kinnrunzeln, „Pflasterstein-Muster“, „Erdbeerkinn“; engl. Synonym: Popply Chin.

Allgemeines

Einige Leute aktivieren habituell den M. mentalis, was entweder zu einer störenden Querfalte parallel zur Unterlippe oder zu einem kopfsteinpflasterartigen Bild führt (Abb. 3.**12a**). Im Verlauf des natürlichen Alterns kommt es zu einer Atrophie des subkutanen Fettgewebes; diese führt wiederum dazu, dass der Muskelzug auf die Haut noch stärker wirken kann.

Aufklärungsgespräch

Der Patient sollte darauf hingewiesen werden, dass die Botulinum-Therapie der Querfalte am besten mit einem Augmentationsverfahren kombiniert werden sollte.

Das „Pflasterstein-Muster“ spricht hingegen sehr gut auf die Botulinum-Behandlung an, da es ja auch rein muskulär bedingt ist.

Kombination mit anderen Therapien

Augmentationstechniken wie injizierbares Kollagen, Hyaluronsäure oder Eigenfett-Injektionen sind zur Unterfütterung der Querfalte bei einigen Patienten zusätzlich nötig, je nach Ausprägung der Falte und Ansprechen auf die Botulinum-Therapie.

Anatomie

Der M. mentalis entspringt an der Alveolenwand der Unterkieferschneidezähne, inseriert in der Haut des Kinnes und ist für das Runzeln der Kinnhaut verantwortlich.

Injektionstechnik

Die Injektionstechnik ist für beide genannten Indikationen identisch. Auch wenn die Querfalte das Ziel der Behandlung ist, darf nicht unter oder in die Nähe der Falte gespritzt werden, da sonst die Gefahr besteht, eine temporäre Mundschluss-Insuffizienz zu provozieren.

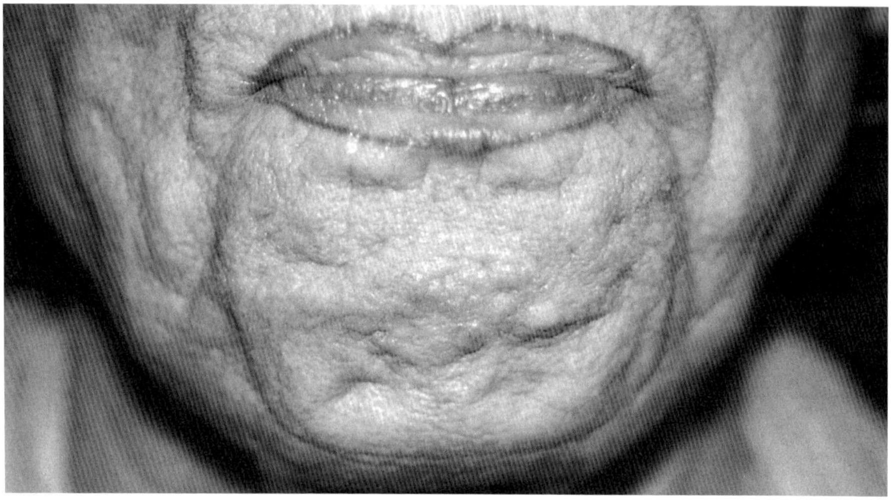

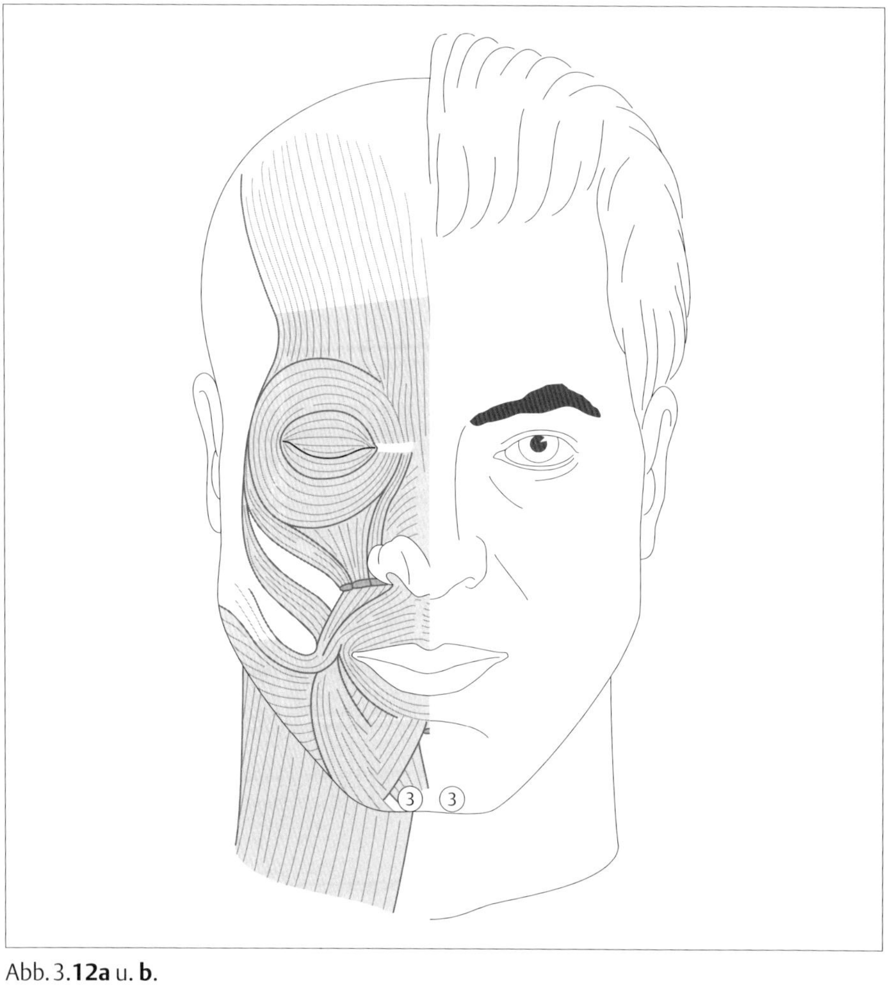

Abb. 3.**12a** u. **b**.

Technik nach Carruthers (1998a): 5–10 E Botox werden im Bereich der Kinnspitze injiziert (Abb. 3.**12b**); neuere Variante: in die Muskelbäuche des M. mentalis je ca. 3 E Botox (Kurs Botulinumtoxin, 6. Darmstädter Live-Symposium for Dermatologic and Aesthetic Surgery, November 2002). Die amerikanische Konsensusgruppe empfiehlt 2–6 E bei Frauen und 2–8 E bei Männern (Carruthers et al. 2004).

Indikationsbewertung Kinn

Gut geeignet.

Tipps und Tricks

Nach der Injektion kann sanft massiert werden, allerdings nur in kaudaler Richtung.

Cave

Injektionen immer nur im Bereich der Kinnspitze, Injektion in Mundnähe würde die Depressoren der Mundregion in Mitleidenschaft ziehen.

Komplikationen

Asymmetrien bei der Mundbewegung, evtl. Mundschluss-Insuffizienz (theoretisch).

3.9 Hals und Dekolleté

„Truthahn-Hals" (Abb. 3.**13a**); engl. Synonym: Platysmal Banding.

Allgemeines

Im Alter treten bei einigen Patienten je nach Veranlagung, Hautelastizität, Grad der Fettatrophie und habituellem Gebrauch des Platysmas Querfalten und, besonders störend, längsorientierte Bänder am Hals auf. Diese Bänder, die zu der englischen Bezeichnung „Platysmal Banding" geführt haben, ziehen von der Mandibula in Richtung Clavicula und können mehr oder weniger prominent hervortreten.

Eine zweite Gruppe von Patienten hat ein klassisches Facelift hinter sich; dabei kommt es manchmal vor, dass durch das Platysma gebildete Längsbänder persistieren. Dieser Befund ist dann häufig einseitig und deshalb therapiewürdig.

Brandt und Bellmann sind der Meinung, dass das Platysma eine große Rolle in der Mimik des Gesichtes spielt und schlagen in ihrem Therapieansatz vor, es großflächig zu relaxieren. Danach würden die „Elevatoren" des Mittelgesichtes wieder besser überwiegen können (Brandt u. Bellmann 1998).

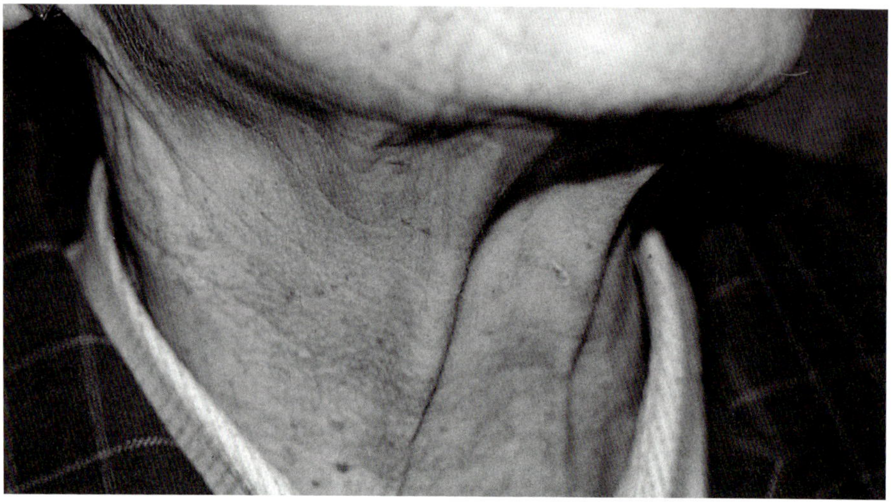

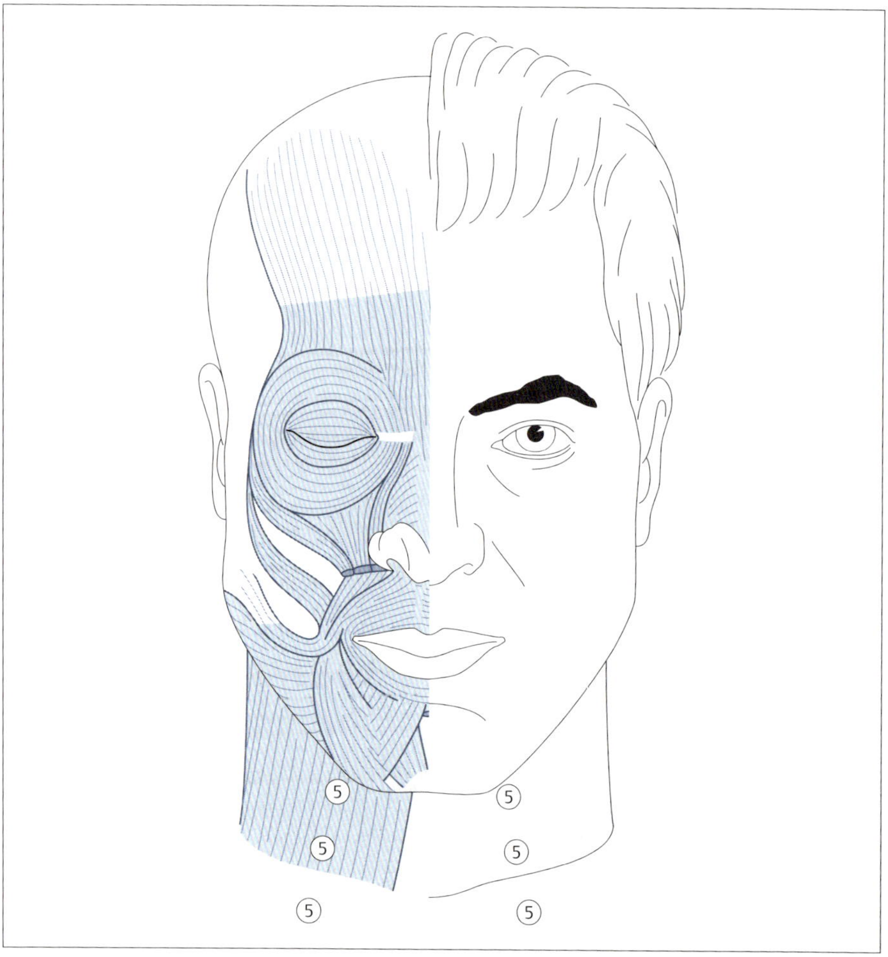

Abb. 3.**13a** u. **b**.

Aufklärungsgespräch

Typischerweise beschweren sich die Patienten darüber, dass sie der „Truthahnhals" stört und sie deshalb „besonders alt" aussehen würden.

Der Patient sollte über die Notwendigkeit zur konservativen Vorgehensweise aufgeklärt werden. Er wird darüber aufgeklärt, dass Übertherapie zur Schwächung der geraden Halsmuskeln oder sogar zu Dysphagie führen könnte.

Kombination mit anderen Therapien

Je nach Menge des subkutanen Fettgewebes ist eine chirurgische Fettzellabsaugung (Liposuktion) indiziert. Die Ergebnisse einer lege artis durchgeführten Fettzellabsaugung in Tumeszenz-Lokalanästhesie mit Mikrokanülen-Technik sind heutzutage außerordentlich befriedigend bei einem Minimum an üblichen Risiken und Nebenwirkungen (Sommer u. Sattler 1998).

Anatomie

Das Platysma entspringt an der Basis mandibulae sowie an der Fascia parotidea und inseriert an der Fascia pectoralis. Es spannt die Haut des Halses und hat zudem die Aufgabe, die Mundmuskulatur-Depressoren zu unterstützen. Das wird verständlich, wenn man bedenkt, dass das SMAS (superfizielles muskuloaponeurotisches System), das bei einem Facelift immer mit gerafft werden sollte, als Aponeurose des Platysmas interpretiert wird (Hoefflin 1998).

Injektionstechnik

Injektionstechnik nach Brandt und Bellmann (1998):

Der Patient wird angewiesen, das Platysma zu kontrahieren. Das sich jetzt zeigende störende Platysmaband wird fest zwischen Daumen und Zeigefinger gegriffen, und im Abstand von 1–1,5 cm werden entlang des Bandes 3–10 E Botox pro Band injiziert.

Injektionstechnik nach Carruthers (1998a):

Der Patient wird angewiesen, das Platysma zu kontrahieren. Das sich jetzt zeigende störende Platysmaband wird fest zwischen Daumen und Zeigefinger gegriffen, und es werden in 3 Injektionsstellen von kranial nach kaudal jeweils 5 E Botox injiziert (Abb. 3.**13b**). Üblicherweise werden 2–4 solcher Muskelbänder bis zu einer Höchstdosis von 30–60 E Botox in einer Sitzung behandelt.

Für horizontale Halsfalten werden insgesamt 20–30 E Botox entlang der Falten in Abständen von 2–3 cm injiziert.

Die amerikanische Konsensusgruppe empfiehlt für Frauen 10–30 E, für Männer 10–40 E (Carruthers et al. 2004).

Indikationsbewertung Hals

Gut geeignet.

Tipps und Tricks

Manchmal kann es dem Patienten schwer fallen, das Platysma bewusst zu kontrahieren. Hier kann ein Handspiegel helfen, die Bewegungen zu koordinieren.

Cave

- Gerade Halsmuskeln (Kopfheber).
- Kehlkopfmuskulatur.
- Ungezielte Injektionen und zu starke Verdünnung können zu einer weiten Diffusion führen.

Komplikationen

Bei Überdosierung
- Dysphagie,
- Tonhöhenänderung,
- Halshebeschwäche.

Dekolleté

Die Behandlung altersbedingter Falten im Dekolleté-Bereich ist eine relativ neue Behandlungsindikation.

Bei der Entstehung anfangs transienter, später dann permanenter Falten in diesem Bereich scheinen Platysma-Ausläufer mit tiefer Insertion bis in den Rippenbereich eine Rolle zu spielen.

Es existieren nur wenige Rejuvenierungsmethoden, die mit gutem Erfolg in diesem Bereich angewendet werden können, sodass Patienten mit erfolgreich behandelten Gesichtsfalten oft unter ihrem „alten" Dekolleté leiden.

Becker-Wegerich (Becker-Wegerich et al. 2002) behandelte fünf Frauen durch Injektion von BTX bei angespanntem Platysma mit signifikanter Verbesserung der Ausgangsbefunde und schlägt daher eine adjuvante BTX-Behandlung bei Dekolleté-Rejuvenierungsverfahren vor. Die amerikanische Konsensusgruppe hat die Dekolleté-Behandlung nicht mehr als Indikation erwähnt.

4 Behandlung störenden Schwitzens axillär und im Gesichtsbereich

Dorothee Bergfeld

Schwitzen ist eine physiologische Funktion, die der Thermoregulation über den Mechanismus der Verdunstungskühlung dient.

Als Hyperhidrose wird eine Schweißproduktion definiert, die über das Maß, das zur Regulierung der Körpertemperatur notwendig ist, gesteigert ist.

Von einer vermehrten Schweißneigung sind ca. 0,5 % der Bevölkerung betroffen (Naumann et al. 1998b).

Die häufigste Form ist die primäre idiopathische, fokale Hyperhidrose, deren genaue Ursache nicht bekannt ist. Es wird eine Fehlfunktion des zentralen sympathischen Nervensystems angenommen. Beobachtet wird eine Überfunktion der Schweißdrüsen in Axillen, Gesicht und Hand- bzw. Fußflächen.

Sehr viel seltener liegen generalisierte, sekundäre Formen vor; in diesen Fällen muss immer eine Systemerkrankung ausgeschlossen werden (endokrinologische Störungen wie Schilddrüsendysfunktion, Diabetes mellitus, Tumore, neurologische Störungen).

Im Versuch, krankhaftes von „noch normalem" Schwitzen zu differenzieren, wurde zur Quantifizierung einer „echten" bzw. pathologisch gesteigerten Schweißproduktion eine Menge von mehr als 50 mg/Minute/Axille festgelegt.

Als eher ästhetische Indikation müssen Patienten mit einer definitionsgemäß nicht pathologisch gesteigerten, aber individuell störenden Schweißneigung gelten.

Es handelt sich dabei jedoch um eine eher willkürliche Festlegung, da der individuelle Leidensdruck nicht von der absoluten Menge der Schweißproduktion abhängt und die Schweißproduktion auch bei unterhalb der „pathologischen Schwelle" liegenden Werten als sehr störend in Erscheinung treten kann (Heckmann u. Rzarny 2002).

Hierzu zählen neben vermehrtem axillärem Schwitzen auch andere Formen fokaler vermehrter Schweißbildung, insbesondere im Gesichtsbereich.

Verstärktes Schwitzen kann sowohl im Privat- als auch im Berufsleben zu belastenden Problemen bis hin zu psychischen Störungen führen (Naumann et al. 2002).

4.1 Physiologie der Schweißproduktion

Es gibt zwei Arten von Schweißdrüsen:

Apokrine Schweißdrüsen, die ihre Funktion erst in der Pubertät aufnehmen, finden sich vor allem axillär und im Genitoanalbereich. Sie sind nicht an der Thermoregulation beteiligt und werden adrenerg innerviert. Ihr Sekret ist an der Bildung des Schweißgeruches beteiligt.

Die für die Hyperhidrose verantwortlichen ekkrinen Schweißdrüsen sind mit unterschiedlicher Dichte über den ganzen Körper verteilt und an der Thermoregulation beteiligt. Besonders viele ekkrine Schweißdrüsen finden sich an Stirn, Axillen, Hand- und Fußflächen. Ihre Innervation erfolgt durch cholinerge sympathische Nerven. Sie sind damit die einzigen dermalen Strukturen, die über das sympathische Nervensystem mit Acetylcholin als Transmitter aktiviert werden.

4.2 Therapie-Optionen bei vermehrter Schweißbildung

Eine sekundäre Hyperhidrose sollte zunächst immer ausgeschlossen werden.

Zur Behandlung der primär idiopathischen Formen der Hyperhidrose stehen eine Reihe unterschiedlicher Therapiemaßnahmen zur Verfügung, die jedoch zum Teil mit erheblichen systemischen oder anderweitigen Nebenwirkungen verbunden sind:

Psychovegetative Beeinflussung

- Autogenes Training, Akupunktur etc.

Lokale Maßnahmen

- Antiperspiranzien: lokale Anwendung von Aldehyden (selten) bzw. Aluminiumhydrochlorid; als Wirkungsmechanismus wird eine Interaktion der Metallsalzionen mit den Schweißausführungsgängen angenommen; Nachteil: verursacht häufig Hautreizungen.
- Iontophorese: besonders geeignet für Hand- und Fußflächen; auch hier wird eine Blockade der Ausführungsgänge durch Ionen angenommen; Nachteil: an Axillen und Gesicht schlecht anwendbar.
- Behandlung mit Botulinumtoxin A.

Systemische Therapie

- Anticholinerge Medikamente: wirken durch systemische Blockade der cholinergen Innervation; sehr störende begleitenden Nebenwirkungen (Mundtrockenheit, Sehstörungen).
- Tranquilizer: sie können zur Anwendung kommen, wenn das vermehrte Schwitzen vor allem durch Angstreaktionen ausgelöst wird, auch hier systemische NW (Müdigkeit).
- In seltenen Fällen Betablocker; NW: durch Betablockade.
- Salbeiextrakte: Wirkung nicht eindeutig bewiesen.

Operative Therapie

- Zur Therapie der axillären Hyperhidrose: Exzision, cave: Narben; Saugkürettage in Tumeszenz-Lokalanästhesie.
- Therapie der palmaren Hyperhidrose: Thorakoskopische Sympathektomie mit Durchtrennung der Grenzstrangganglien Th2; bei schweren Fällen gute Erfolge; NW: sehr selten Horner-Syndrom oder Pneumothorax, in 70% der Fälle kompensatorisches Schwitzen in anderen Regionen (Brust, Abdomen), Therapieerfolg bei axillärer Hyperhidrose nur 40%.
- Therapie der plantaren Hyperhidrose: Thorakoskopische Sympathektomie mit Durchtrennung der Grenzstrangganglien L6.

(Kreyden et al. 2002)

4.3 Wirkung von BTX-A auf Schweißdrüsen

Auch wenn die Wirkung auf die die Schweißdrüsen innervierenden cholinergen Fasern nicht genau bekannt ist, wird davon ausgegangen, dass der Wirkungsmechanismus dem an Motoneuronen entspricht.

Diese cholinerge Innervation stellt den Ansatzpunkt einer Botulinumtoxin-Therapie (chemische Denervierung) dar.

Durch Verhinderung der Acetylcholinfreisetzung in den synaptischen Spalt wird die Aktivierung der Schweißdrüse gestoppt, der Effekt hält sogar länger, da die Reinervation langsamer verläuft als an der motorischen Endplatte.

Der erste Bericht zur Anwendung von BTX-A bei palmarer Hyperhidrose wurde 1996 publiziert (Bushara et al. 1996). Hieran anschließend konnten in zahlreichen Studien die Effektivität und Sicherheit einer Therapie mit BTX-A in der Behandlung der Hyperhidrose aufgezeigt werden (Naumann et al. 1997; Naver u. Aquilonius 1997; Schnieder et al. 1997; Naumann et al. 1998b; Heckmann et al. 2001).

Auch bei wiederholter Anwendung konnte gezeigt werden, dass durch die kontinuierliche Behandlung mit BTX-A keine vermehrten Nebenwirkungen auftreten.

Die häufigste Nebenwirkung stellt kompensatorisches Schwitzen in ca. 4% der Fälle dar, welches jedoch bei anderen Therapieverfahren zur Behandlung der Hyperhidrose deutlich häufiger auftritt.

Weiterhin wurde auch bei wiederholten Behandlungen keine Bildung neutralisierender Antikörper gefunden (Naumann et al. 2003).

Die Therapie der Hyperhidrose mit BTX-A kann zur Reduktion psychologisch belastender Symptome und damit Steigerung der Lebensqualität beitragen (Naumann et al. 2002).

Das Präparat Botox ist für die Behandlung eines krankhaft vermehrten Schwitzens im Sinne einer Hyperhidrose seit 2003 in Deutschland als Medikament zugelassen. Es hat als einziges BTX-A-Präparat die offizielle Zulassung für diese Indikation.

Aufgrund der schwerpunktmäßigen Konzentration dieses Buches auf ästhetische Indikationen der Behandlung mit Botulinumtoxin A werden die im Folgenden eher als „medizinisch nicht zwingend indizierten“ Fälle der Behandlung vermehrten axillären Schwitzens und fokaler Hyperhidrosen im Kopfbereich dargestellt. Die Behandlung der palmaren und plantaren Hyperhidrose wird aufgrund der notwendigen Betäubung und höherer Komplikationsraten nicht aus ästhetischen Gründen durchgeführt. Zum Vorgehen wird auf die entsprechenden Lehrbücher verwiesen (Naumann 2003; Kreyden et al. 2002).

4.4 Vorgehen bei der Behandlung

Allgemeines

Zur Behandlung der Hyperhidrose wird meist die Auflösung/Verdünnung einer Ampulle Botulinumtoxin A mit einem höheren Volumen physiologischer Kochsalzlösung gewählt, um die Behandlung der größeren Flächen zu erleichtern. Empfohlen werden in der Regel 4 bzw. 5 ml pro Ampulle.

Zur genauen Festlegung des zu behandelnden Areals kann ein Minor-Test (Iod-Stärke-Test) durchgeführt werden:

- Einpinseln mit Lugol-Lösung (Iod 2,0, Kaliumiodid 3,0, Aqua dest. ad 100),
- nach Trocknen bestäuben mit Stärkepulver,
- dieses verfärbt sich in Anwesenheit von Schweiß dunkelblau.

Tabelle 4.**1** Behandlung der Hyperhidrose mit verschiedenen Botulinumtoxin-A-Präparaten

	Botox*	**Dysport**
Konzentration nach Auflösung	Mit 4 ml ≥ 5 IE/ml	Mit 5 ml ≥ 100 IE/ml
Injektionsmengen pro Injektionspunkt	0,1–0,2 ml = 2,5–5 IE	0,1–0,2 ml = 10–20 IE

* Nur für Botox liegt eine offizielle Zulassung für die Behandlung der Hyperhidrose in Deutschland vor.

Behandlungsergebnisse

Wirkungseintritt im Durchschnitt nach 3–7 Tagen; Wirkungsdauer mit 4–6 Monaten länger als bei kosmetischen Indikationen.

4.5 Behandlung der Axillen

Vor dem Einsatz von Botulinumtoxin A zur Behandlung einer axillären Hyperhidrose kann zunächst ein ca. einmonatiger Behandlungsversuch mit einem aluminiumchloridhaltigen Externum durchgeführt werden.

Soll mit Botulinumtoxin behandelt werden, soll der Patient am Vortag die Axillen rasieren.

Das betroffene Areal wird durch Minor-Test festgelegt.

Eine Anästhesie ist in der Regel nicht notwendig; evtl. kann eine Kälteanalgesie durch Auflegen eines Cold Pack durchgeführt oder eine Betäubungscreme angewendet werden. (Cave: Da durch das Lokalanästhetikum eine vorübergehende Blockade der Schweißdrüsen auftritt, muss immer zuerst der Minor-Test durchgeführt werden.)

Aufgrund der vergleichsweise dünnen Kutis und Subkutis sollte die Injektion streng intrakutan durchgeführt werden. Zu tiefe Injektionen sind zu vermeiden, um eventuelle Diffusion in darunter liegende Schichten oder gar in den Nervenplexus auszuschließen.

Um Materialverlust durch Wiederaustreten aus den Stichkanälen zu verhindern, kann die Nadel parallel zur Hautoberfläche etwa 1–2 mm vorgeschoben werden (Glogau 1998).

Empfohlene Dosen

Das im Minor-Test markierte Areal wird in ca. 2 cm^2 große Quadrate eingeteilt und pro Quadrat mit zwischen 2 und 4 E intradermal injiziert. Hierdurch ergeben sich meist zwischen 10 und 15 Injektionspunkte (Abb. 4.**1**).

Insgesamt bestehen starke individuelle Unterschiede bezüglich Ansprechen und Haltbarkeit des Therapieeffektes.

Nach einer Studie von Rhein et al. ist in zwei Dritteln der Fälle eine Dosierung zwischen 25 E Botox/Axille und 37,5 E ausreichend.

Zur Initialtherapie empfiehlt sich daher eine Behandlung mit 25–50 E Botox (bzw. Xeomin) oder 100–200 E Dysport pro Axille (Von Rhein et al. 2004). Mit dem Wirkungseintritt ist zwischen 48 Stunden und bis zu 7 Tagen zu rechnen. Bei unzureichendem therapeutischem Effekt kann dann zunächst mit 12,5 E nachbehandelt werden.

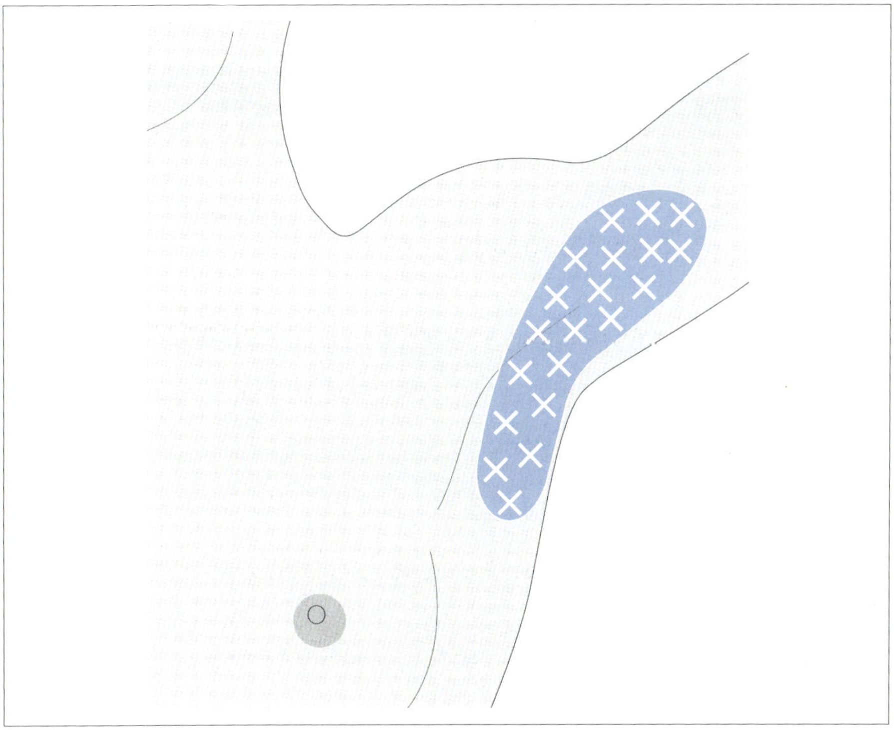

Abb. 4.**1** Injektionsschema bei axillärer Hyperhidrose.
Nach Festlegung des hyperhidrotischen Areals (farblich hervorgehoben) mittels Minor-Test wird dieses in ca. 2 cm^2 große Quadrate unterteilt. Pro Quadrat werden 1–2 IE BTX-A subkutan injiziert (Injektionspunkte durch Kreuzchen gekennzeichnet).

Tabelle 4.**2** Dosierungsempfehlungen bei Hyperhidrose

Autoren	**Dosis (Angaben beziehen sich auf Botox)**	**Durchschnittlicher Behandlungseffekt**
Naver u. Aquilonius (1997, Eur J Neurol)	2 E/4 cm^2	
Naumann et al. (1998b, Arch Dermatol)	3 E/4 cm^2	5 Monate
Odderson (1998, Dermatol Surg)	50 E/Axille	8 Monate
Glogau (1998, Dermatol Surg)	50 E/Axille	4–7 Monate
Heckmann et al. (2001, N Engl J Med)	50 E/Axille (oder 100–200 E Dysport pro Axille)	
Kreyden (2000, Curr Probl Dermatol)	20–40 E/Axille	
Wollina et al. (2002, J Am Acad Dermatol)	200 E/Axille*	Über 10 Monate

* Durch Dosissteigerung kann die Therapiedauer verlängert werden (Wollina et al. 2002).
Da sich dieser Effekt jedoch nicht linear zur Höherdosierung verhält, wird dieses Vorgehen aufgrund von Kosten-Nutzen-Überlegungen sowie bei erhöhter Gefahr einer Antikörperbildung nicht generell empfohlen (Naumann u. Hamm 2004).

Nebenwirkungen

Kleinere Blutergüsse sind möglich. Zum Teil wird von einer Zunahme der Schweißneigung in anderen Bereichen berichtet. Dies kann eventuell auf einer vermehrten Wahrnehmung dieser bereits zuvor bestehenden Areale oder auf einer zentralen Up-Regulierung des autonomen NS beruhen; dieser Effekt tritt allerdings sehr viel seltener als bei operativen Maßnahmen auf (ca. 4% der Fälle) (Naumann u. Lowe 2001).

Da auch die Geruchsbildung nachlässt, wird eine begleitende Wirkung auf apokrine Drüsen diskutiert (Heckmann et al 2003).

4.6 Behandlung fokaler Hyperhidrosen im Gesichtsbereich

Auch im Gesichtsbereich und Nacken kann häufiger eine störende vermehrte Schweißneigung, insbesondere bei Männern, auftreten. Diese wird als extrem belastend empfunden.

Behandlung Stirn

Auch hier kann das betroffene Areal durch Minor-Test dargestellt werden, in der Regel genügt jedoch die klinische Angabe des Patienten.

Vorgehen

- Im betroffenen Gebiet Verteilung der Injektionspunkte im Abstand von 1–1,5 cm.
- Intrakutane Injektion (Quaddeln).

Zu den genauen Dosierungen existieren derzeit noch wenige Studien.

In einer von Kinkelin durchgeführten Studie wurden relativ hohe Dosen mit 3 E Botox pro Injektionspunkt eingesetzt, durchschnittlich wurden 86 IE für die Stirn verwendet. In dieser Studie trat bei 30% der Behandelten als „Nebenwirkung“ ein Effekt auf die mimische Muskulatur auf (Kinkelin et al. 2000).

Nach eigenen Erfahrungen sind auch geringere Dosen von 1–2 E/Injektionspunkt ausreichend. Diese Erfahrung deckt sich mit einer aktuellen Erhebung unter erfahrenen Anwendern (Sommer et al. 2006 [In Arbeit]). Meist genügen dann – je nach Ausdehnung des Areals – wenige Einheiten.

Auch seltenere fokale Hyperhidrosen im Gesichtsbereich (Nasenrücken, Kinn) sind durch streng intrakutane Injektion geringer Dosen von 1–2 E effektiv zu behandeln.

4.7 Behandlung im Nackenbereich (Hyperhidrosis capillitii)

Bei vermehrtem Schwitzen im Nackenbereich kann entlang des Haaransatzes im Abstand von 1–2 cm eine Quaddel ebenfalls mit 1–2 IE gesetzt werden.

5 Botulinumtoxin Typ A als Adjuvans

Boris Sommer

Botulinumtoxin ist eine elegante und sichere Ergänzung für viele andere Methoden der Gesichtsverjüngung. Der gemeinsame Einsatz kann zu Ergebnissen führen, die natürlicher und „runder“ wirken. Die Empfehlungen zu den folgenden Indikationen sind nach Carruthers u. Carruthers (1998d) leicht modifiziert.

5.1 Nach chirurgischem Brauenlift

Die weibliche Augenbraue weist im Gegensatz zu der geraden männlichen Braue eine gebogene, geschwungene Form auf. Dabei stehen die äußeren Augenbrauenenden höher als die inneren. Die Augenbraue kann durch chronische aktinische Schädigung der Haut oder durch bewusste oder unbewusste Muskelaktivität, wie z. B. beim Denken, Arbeiten oder Sprechen, absinken.

5.2 Bei milder Brauenptosis

Bei einem geringen Grad der Ptosis (weniger als 2 mm) kann die Braue mit entsprechenden Injektionen allein mit Botulinumtoxin um 1–2 mm angehoben und so der chirurgische Eingriff verschoben werden. Nachteilig hierbei ist natürlich die Tatsache, dass die Botulinum-Wirkung vorübergehend ist und in Abständen von 3–6 Monaten eine Reinjektion erfolgen muss.

Injektionstechnik

Siehe Kap. 3.3 „Augenbrauen“.

5.3 Bei höhergradiger Brauenptosis

Bei höhergradiger Brauenptosis (3–10 mm) ist die alleinige Botulinum-Therapie unzureichend. Es liegt eine Indikation zum chirurgischen Stirnlift vor. Ob eine offene oder endoskopische Technik empfohlen wird, hängt von der Erfahrung und den Vorlieben des Operateurs ab. Üblicherweise werden die Brauendepressoren während der Operation exzidiert. Dies kann bei zu aggressiver Vorgehensweise jedoch zu postoperativen Dellen an den Stellen führen, wo vorher die hypertrophe Muskulatur war. Um diese Komplikation von vornherein zu vermeiden, bevorzugen einige Operateure die präoperative Gabe von Botulinum anstelle der Exzision.

Auch bei unsymmetrischem Operationsergebnis durch Rezidiv oder ungleichmäßige Exzision der Glabellamuskeln ist eine Gabe von Botulinumtoxin im kosmetischen Sinne indiziert.

Injektionstechnik

Die Dosierung richtet sich nach dem individuellen Befund. Üblicherweise wird ein übrig gebliebener Muskelanteil mit ca. 5 E Botox behandelt.

5.4 Bei Blepharoplastik

Noch vor einigen Jahren wurde bei Vorhandensein von „Krähenfüßen“ empfohlen, die Schnittführung der größten und störendsten periorbitalen Falte folgen zu lassen und diese so zu bessern. Vielfach wurden die Schnitte deshalb lateral bis über den Orbitarand hinausgezogen. Heute kann man „Krähenfüße“ besser mit Botulinum behandeln und sich in vielen Fällen die größere Narbe ersparen. Der unschätzbare Vorteil liegt darin, dass die Blepharoplastik-Narbe praktisch unsichtbar bleibt, wenn sie lediglich in der Lidumschlagfalte liegt; zieht sie sich seitlich über den äußeren Augenwinkel hinaus, ist sie viel eher zu sehen.

Vor der Behandlung kann die Periorbitalregion injiziert werden, um bei der Operationsplanung die tatsächlichen Verhältnisse des Hautüberschusses besser beurteilen zu können.

Injektionstechnik

Siehe Kap. 3.4 „Periorbitale Falten“.

5.5 Bei Rejuvenierungsverfahren der Dermis

Periokuläres Laser Skin Resurfacing

Das Laser Skin Resurfacing eignet sich wegen der im Zuge der Verletzung entstehenden Kollagenneubildung und wegen der Anregung zur Bildung einer neuen epidermalen Hautschicht zur Therapie von periokulären Falten. Wie bereits erwähnt, stellt der Zug der mimischen Muskulatur an der periokulären Haut einen wichtigen pathophysiologischen Grund zur Entstehung der Falten dar. Deshalb ist es offensichtlich, dass beide Methoden gleichzeitig angewandt werden sollten. Hierfür sprechen noch zwei andere Gründe.

Wird die Haut durch Botulinum ruhig gestellt, kann die nachfolgende Heilung effektiver erfolgen, die Kollagen-Remodellierung geht sicherer und besser vonstatten.

Wird die Haut nicht ruhig gestellt, kommt es wegen des weiterhin bestehenden Muskelzuges zur erneuten Bildung von Falten, die sogar meist dicker sind als die ersten und mehr auffallen.

Kontinuierliche Erhaltungstherapie mit Botulinum im Abstand von 6–12 Monaten führt zudem zu einem besseren Langzeitergebnis.

Eine Studie mit einseitiger Anwendung von Botulinum bei beidseitigem Laser Skin Resurfacing ergab in jedem einzelnen Fall ein deutlich besseres Ergebnis für die mit Botulinum behandelte Seite (Carruthers u. Carruthers 1994b; Klein et al. 1997).

Eine geplante zweiarmige Studie, die den Einfluss von Botulinumtoxin vor einer CO_2-Laser-Behandlung untersuchen sollte, konnte nicht zu Ende geführt werden, weil zu grade der Hyperhidrosis palmoplantaris S. 64) sind Antitranspiranzien zur Nacht indiziert (Antihydral Salbe, Ansudor Lotio, Hidrofugal). Akzeptable Ergebnisse bringen höher konzentrierte alkoholische Lösungen mit Aluminiumchlorid-Hexahydrat (20–30%, S. 125 ff), ggf. unter Folienokklusion (Orfanos u. Garbe 1995). Pflanzliche Antihidrotika bringen meist keinen ausreichenden Erfolg.

Mäßig starke Hyperhidrosis pedum (Grad II)

Bei mäßig starker und starker plantarer Hyperhidrosis (Grad II und III) gilt die Leitungswasser-Iontophorese wie bei der Hyperhidrosis manuum als Therapie der Wahl (Hölzle 2000, 2001, S. 131 f).

Bleibt die Leitungswasser-Iontophorese ohne Ergebnis oder ist sie nicht konsequent durchführbar, sind Anticholinergika angezeigt. Besondere Bedeutung haben Anticholinergika bei gleichzeitiger generalisierter Hyperhidrosis (Kombinationshyperhidrosis) oder bei Hyperhidrosis in mehreren weiteren Lokalisationen (plurifokale Hyperhidrosis) und bei ausgeprägter (ekkriner) Bromhidrosis der Füße. Eine Kombination mit der Iontophorese oder mit Antitranspiranzien ist möglich.

Obwohl grundsätzlich möglich und wirksam, lehnen Naumann et al. (1999) die Botulinumtoxintherapie bei der Hyperhidrosis plantaris wegen besonderer Schmerzhaftigkeit bzw. Schwierigkeiten bei der Regionalanästhesie ab. Nach Naumann (2000) ist Botulinumtoxin A kein neues Mittel gegen den „Schweißfuß".

Starke Hyperhidrosis pedum (Grad III)

Bei starker Hyperhidrosis pedum kann nach erfolgloser Leitungswasser-Iontophorese ein Anticholinergikum eingesetzt werden, auch kombiniert mit der Iontophorese oder Aluminiumchlorid-Hexahydrat.

Bei hartnäckiger starker Hyperhidrosis pedum mit ausgeprägter Bromhidrosis ist die Grenzstrangneurolyse in Höhe L2–3 mit 96%

ersagen aller anderen Therapien wird man esonders schweren Fällen mit hohem Leidruck eine lumbale Sympathektomie in L2–3 als Ultima Ratio erwägen (S. 151 f).

perhidrosis weiteren Lokalisationen

okaler Hyperhidrosis an der Stirn, im Na- und in der Sakralregion wird man zu-t ein Antitranspirant, z. B. Aluminiumchlo-exahydrat, einsetzen, wegen der Möglich-einer Irritation jedoch nicht in der Nähe ugen oder Körperöffnungen.

ibt Aluminiumchlorid-Hexahydrat ohne oder kommt es zur Ekzematisierung, so otulinumtoxin A das Mittel der Wahl (Kin- et al. 2000 a, b). Die infiltrierte Hautfläche die Größe von 3–4 Handflächen nicht chreiten. Dabei sind topografische Beson-iten zu beachten. So kann es nach Injek-von Botulinumtoxin an der Stirn zu einer geren Ptosis der Lider kommen, bei Parese M. occipitofrontalis nach Injektion an der Haar-Grenze zum Verstreichen der hori-len Stirnfalten. Dieser Effekt wird in der etischen Medizin therapeutisch genutzt.

statorische Hyperhidrosis t Frey-Syndrom

end für die physiologischen Formen im salter eine spontane Rückbildungstendenz kteristisch ist (Jansen u. Plewig 1999), die pathologische gustatorische Hyper-sis ohne Therapie lebenslang nicht ab. anheilungen gelten als Raritäten (Schiffter diack 1968).

seltenen *pathologischen* Varianten der gu-ischen Hyperhidrosis gehen in der Regel rheblichen Begleitsymptomen einher und fen daher einer differenzierten Therapie. äufigeren *physiologischen* Formen haben primär keinen Krankheitswert (S. 66 f). norme Leidensdruck manches Betroffenen viele Patienten nicht zu der Laser-Behandlung erschienen. Sie waren bereits mit dem durch die Botulinum-Behandlung erreichten Ergebnis so zufrieden, dass sie sich der Lasertherapie nicht mehr unterziehen mochten (Tina Alster, Vortrag auf der Jahrestagung der American Academy of Dermatology in New Orleans, 22. März 1999).

Periorales Resurfacing

Auch beim perioralen Resurfacing kann Botulinumtoxin zu einer Verbesserung des Ergebnisses führen. Mit dem Laser können die feinen radiären Oberlippenfalten gut behandelt werden, während größere periorale Falten auf die bloße Hautretraktion nicht so gut ansprechen. Hier hat sich die zusätzliche Gabe von Botulinum sehr bewährt.

Botulinum kann auch in der adjuvanten Therapie für die sog. Traurigkeitsfalten eingesetzt werden, da diese Falten der Lasertherapie nicht zugänglich sind.

Injektionstechnik

Siehe Kap. 3.7 „Mund, periorale Falten".

Full Face Laser Skin Resurfacing

Vor einem Full Face Laser Skin Resurfacing können alle beschriebenen Indikationen des Gesichtsbereiches mit Botulinum vorbehandelt werden. Es gilt das für das periokuläre Resurfacing Gesagte (siehe oben). Daneben scheint es von besonderem Vorteil zu sein, die Brauendepressoren vorzubehandeln, um eine postoperative Brauenptosis zu vermeiden.

Nicht-ablative Rejuvenierungsverfahren

Diese haben in den letzten Jahren enorm an Bedeutung gewonnen. Hier ist die Kombination mit Botulinumtoxin und hochenergetischem Licht wie IPL besonders sinnvoll, die Effekte verbessern sich synergistisch (Carruthers u. Carruthers 2004b).

Kombination mit Augmentationsverfahren

Die Kombination von Botulinumtoxin und Fillern ist inzwischen ein Standard. Die klinische Haltbarkeit der Filler wird verbessert durch den wegfallenden Muskelzug, der ja andernfalls einen Mobilisationsstress auf die Polymere des Fillers ausübt (De Maio 2003; Carruthers u. Carruthers 2003). Sinnvoll ist die Kombination auch besonders dann, wenn durch den alleinigen Botulinum-Effekt die Falte nicht zufrieden stellend beseitigt werden kann.

5.6 Nach chirurgischem Facelift

Platysmabänder

Bei einem großen Facelift wird neben der Resektion von Anteilen des superfiziellen muskuloaponeurotischen Systems (SMAS) in einigen Fällen auch eine Plikation des Platysmas durchgeführt, um den zerviko-mentalen Winkel zu betonen. Im Laufe der Zeit können diese Platysmabänder wieder hypertrophieren. Diese Rezidivierung kann sehr gut mit Botulinumtoxin behandelt werden. So wird eine chirurgische Revision vermieden, die sehr viel aufwendiger ist und zudem mit erneuten Operationsrisiken verbunden wäre.

Injektionstechnik

Siehe Kap. 3.9 „Hals und Dekolleté" (Platysma).

Postoperative Synkinese

Eine traumatische Schädigung des bukkalen Fazialisastes kann zu einer Synkinese (Mitbewegung) des M. levator labii superioris oder zygomaticus führen, wenn der Patient blinzelt. Dieses für den Patienten recht belastende Problem kann durch eine gezielte Botulinum-Injektion behoben werden.

Injektionstechnik

Eine präzise Injektion ist hier sehr wichtig, da eine Übertherapie ein Herabhängen des Mundwinkels auf der behandelten Seite zur Folge hätte. Zur präzisen Lokalisation werden das EMG (Elektromyogramm) eingesetzt und 1–2 E Botox injiziert.

6 Vermeidung unerwünschter Therapieeffekte

Boris Sommer

Botulinumtoxin ist bei richtiger Anwendung eine extrem sichere Substanz. Nebenwirkungen sind praktisch alle selbstlimitierend, können aber gerade bei ästhetischen Behandlungen sehr ärgerlich für Patient und Therapeut sein.

Bei Anwendung für kosmetische Indikationen ist neben echten medizinischen Nebenwirkungen auch Patientenunzufriedenheit als unerwünschter Therapie-Effekt ernst zu nehmen.

Zunächst ist eine Analyse und Definition von erwünschten und unerwünschten Effekten nötig.

Der erwünschte Therapieeffekt ist die korrekte Ruhigstellung bzw. Paralyse der Zielmuskulatur, die zum möglichst weitgehenden Verschwinden der Falten führt (Sommer 2003).

6.1 Unerwünschte Therapieeffekte

Eine Gliederung der unerwünschten Therapieeffekte oder Konsequenzen könnte folgendermaßen aussehen:

- Ausbleibende Patientenzufriedenheit trotz korrekter Ruhigstellung/Paralyse der Zielmuskulatur.
- Unerwünschte Begleiterscheinungen bei korrekter Ruhigstellung/Paralyse der Zielmuskulatur.
- Zu schwache Ruhigstellung der Zielmuskulatur.
- Zu starke Ruhigstellung der Zielmuskulatur.
- Unbeabsichtigte Lähmung angrenzender Muskeln.
- Injektionsbedingte Nebenwirkungen.
- Komplikationen durch Nichtbeachtung der Kontraindikationen.

Ausbleibende Patientenzufriedenheit trotz korrekter Ruhigstellung/Paralyse der Zielmuskulatur

Eine ausführliche Evaluierung des Patientenwunsches steht am Anfang der Patient-Therapeut-Beziehung. Es muss geklärt werden, welcher Befund den Patienten überhaupt stört. Gelegentlich finden sich erstaunliche Abweichungen zwischen dem, was vom Patienten und dem, was vom objektiven Beobachter als störend empfunden wird. Soll die Muskulatur komplett gelähmt werden oder lediglich eine Schwächung erfolgen? Diese Frage bestimmt die Dosierung des Toxins: Viele Patienten wünschen sich eine möglichst komplette Ruhigstellung mit kompletter Faltenglättung. Andere wiederum haben Angst vor einer mimischen „Starre“ und brauchen eine viel niedrigere Dosierung.

Der Patient sollte ausführlich (auch bei der schriftlichen Einwilligung) darüber aufgeklärt werden, dass nur durch Muskelzug entstandene Falten verbessert werden. Schwerkraftfalten oder sog. Schlaffalten sprechen naturgemäß nicht an oder verschlechtern sich sogar noch.

Es sollte möglichst realistisch über das zu erwartende Ergebnis aufgeklärt werden. Nur wenn die Erwartungen des Patienten erfüllt werden, tritt auch eine Zufriedenheit mit dem Ergebnis ein. Zur Simulierung des Therapie-Erfolges hilft ein sehr einfaches Manöver: Zieht man die Falte durch leichten Zug mit den Daumenkuppen an der Haut zu beiden Seiten der Falte glatt, so wird man bei jungen Leuten sehen, dass die Falte fast nicht mehr zu sehen ist. Bei älteren Menschen oder solchen mit ausgeprägter Muskelhypertrophie oder sehr dünner Haut wird sie noch deutlich als „Hautbruchlinie“ sichtbar sein. Dieses Manöver gibt einen ganz guten Anhalt, inwieweit die Falten auf die BTX-Therapie ansprechen werden.

In jedem Fall muss über alternative oder ergänzende Therapien (z. B. zusätzlicher Einsatz von Fillern) aufgeklärt werden.

Unerwünschte Begleiterscheinungen bei korrekter Ruhigstellung/Paralyse der Zielmuskulatur

Auch bei korrekter Paralyse der Zielmuskulatur können unerwünschte Effekte auftreten.

Bei Patienten mit nicht ausreichendem Tonus besonders des inferioren M. orbicularis oculi kann die infraorbitale Haut nach lege artis durchgeführter Therapie der „Krähenfüße“ geringfügig nach unten und medial absinken. Es entsteht der Eindruck von „Pseudo-Tränensäcken“. Dieser Effekt bildet sich meist innerhalb von 2–4 Wochen zurück. Es kann auch ein leichtes Tränenträufeln auftreten, da der M. orbicularis oculi die Aufgabe der Peristaltik der Tränenflüssigkeit im Auge nach medial wahrnimmt.

Vor einer geplanten Behandlung dieser Region sollte daher die Elastizität des unteren Augenlides überprüft werden. Dies geschieht mit dem sog. Snap-Test: Das Unterlid wird mit zwei Fingern sacht für 3 Sekunden nach unten gezogen. Die Geschwindigkeit der Rückkehr in die ursprüngliche Position gibt Auskunft über das Vorliegen einer Unterlidlaxität. Kehrt das Unterlid nur langsam in seine Ausgangsposition zurück, ist dies ein Zeichen für einen schwachen palpebralen Anteil des M. orbicularis oculi. In diesen Fällen darf allenfalls sehr vorsichtig mit BTX behandelt werden. In unklaren Fällen und vor allem bei der ersten Behandlung sollte mit einer deutlich niedrigeren als der normalerweise empfohlenen Dosis behandelt werden.

Bei der gleichzeitigen Behandlung der Glabella- und periokulären Region kann es durch zu starke Schwächung der Depressoren zu einem Überwiegen des M. frontalis kommen. Es resultiert dann eine lateral hochgezogene „Mephisto-Augenbraue“. Bei erstmaliger Behandlung dieser Region sollte man Patienten über diesen möglichen Begleiteffekt informieren, der durch Nachinjektion von 1–2 Einheiten Botox in den lateralen Anteil des M. frontalis einfach zu beheben ist. Allerdings kann bei einer Überkorrektur ein Hängen der lateralen Augenbraue resultieren.

Zu schwache Ruhigstellung der Zielmuskulatur

Ein vorsichtiges, eher niedrig dosiertes Vorgehen ist gerade bei den ersten Behandlungen empfehlenswert. Ein zu schwacher Effekt kann durch behutsame Nachinjektionen rasch beseitigt werden, während Nebenwirkungen durch zu hohe Dosen erst nach Wochen bis Monaten verschwinden. Bei regelmäßiger Behandlung von Patienten wird der Therapeut die individuell optimale Dosierung herausfinden. Eine korrekte Dokumentation der verabreichten Einheiten ist hierfür natürlich Voraussetzung.

Zu starke Ruhigstellung der Zielmuskulatur

Eine zu starke Ruhigstellung des M. frontalis führt zum subjektiven Gefühl der sog. schweren Augenbraue (engl. „Heavy Brow") und zur Unfähigkeit, bestimmte wichtige mimische Aufgaben wie Stirnrunzeln wahrzunehmen.

Im Lippenbereich kommt es sehr leicht zur Beeinträchtigung von Trinken, Pfeifen, Sprechen. Hier sollten nur kleinste Dosen verabreicht werden.

Insgesamt kann nur prophylaktisch das bereits empfohlenene vorsichtige Herantasten an die optimale Dosis empfohlen werden, die vielleicht Initial Touch-Ups erforderlich macht, sich aber langfristig bewährt.

Unbeabsichtigte Lähmung angrenzender Muskeln

Die gefürchteten Nebenwirkungen der BTX-Injektion sind Lähmungen nach Toxin-Diffusion in angrenzende Muskeln, besonders im Augenbereich. Lid-Ptosis oder sogar Doppelbildersehen sind die Folge. Bei strenger Beachtung der Injektionstechnik, Dosierung und Vorgehensweise nach ausreichendem Training sollten diese Komplikationen extrem selten sein.

Injektionsbedingte Nebenwirkungen

Einstichschmerzen sind bei der geringen Kanülendicke minimal. Selten treten flüchtige Kopfschmerzen auf. Eine grippeähnliche Symptomatik kann in einigen Fällen für ein paar Tage persistieren. Einige Lokalisationen wie die periorbitale Region sind besonders anfällig für Hämatome. Hier kann man die Patienten zur Muskelkontraktion auffordern, Kühlung und streng subkutane Injektionstechnik schaffen Abhilfe. Über Infektionen nach BTX-Injektion wurde noch nie berichtet (Wollina u. Konrad 2005).

Nichtbeachtung der Kontraindikationen

Absolute Gegenanzeigen gemäß den Herstellerangaben wie generalisierte Störungen der Muskelaktivität (Myasthenia gravis, Lambert-Eaton-Syndrom), nachgewiesene Überempfindlichkeit gegenüber einem der Bestandteile der Präparate, Therapie mit Aminoglykosid-Antibiotika, lokale Infekte der Injektionsstellen sind zu beachten. In Schwangerschaft und Stillzeit sollten Anwendungen aufgrund mangelnder Erfahrungen vermieden werden.

Relative Gegenanzeigen stellen Koagulopathie und Antikoagulationstherapie, mangelhafte Kooperation, instabile psychische Konstellation des Patienten, unrealistische Erwartungen sowie unrealistische Angst vor Botulismus dar.

Diese Gegenanzeigen sollten beachtet werden, um unerwünschte Therapieeffekte zu vermeiden.

Nebenwirkungen an der Haut

Diese sind extrem selten, wie z.B. das Auslösen eines Köbner-Phänomens oder ein sarkoidales Fremdkörpergranulom (Ahbib et al. 2006). Manchmal stört die Hauttrockenheit der Stirn durch die gleichzeitige anhydrotische Wirkung (Klein 2004).

6.2 Wo und wie man *nicht* injizieren sollte

Mit zunehmendem Einsatz des BTX zur Behandlung ästhetischer Indikationen konnten Erfahrungen zu Regionen gesammelt werden, in denen oft Probleme nach Injektionen auftreten und die man daher vermeiden sollte. Einen großen Teil unerwünschter Therapieeffekte kann man vermeiden, wenn man weiß, wo nicht injiziert werden sollte.

Generell kann die Faustregel gelten, dass BTX seine Domäne bei der Behandlung mimischer Falten des oberen Gesichtsdrittels hat. Müssen schon in diesem Bereich gewisse Regeln eingehalten werden, gilt dies umso mehr bei Behandlung anderer Regionen.

Dieser zweite Teil des Kapitels folgt im Wesentlichen den Vorschlägen der Arbeit von Alam et al. (2002) sowie dem zugeordneten Kommentar (Carruthers 2002) und deckt sich mit unseren klinischen Erfahrungen.

Wo Injektionen immer ein Problem darstellen

- *Zu nahe über der Augenbraue in der Mediopupillar-Linie und lateral davon.*

Die kaudalen Anteile des M. frontalis (ca. 2,5–4 cm oberhalb der Augenbraue) sind für die Beweglichkeit und Position der Augenbraue verantwortlich. Werden diese Muskelanteile bei der Behandlung von Stirnfalten zu stark gelähmt, kann es zum Absinken der Augenbraue, in seltenen Fällen sogar zur Lidptosis kommen.

Daher sollte nicht in der Mediopupillarlinie oberhalb der Augenbraue sowie in der lateral hiervon liegenden Region innerhalb 1 cm über dem knöchernen Orbitarand injiziert werden. Der Orbitarand eignet sich zur Festlegung des Areals besser als die Augenbraue, die in ihrer Lage durch z. B. kosmetische Eingriffe verändert sein kann (Abb. 6.**1**)

Zur Behandlung von Stirnfalten sollten daher niedrige Dosen 3–4 cm oberhalb des knöchernen Orbitarandes verwendet werden.

Um ein Absinken oder eine Ptosis der Augenbraue zu verhindern, kann der M. frontalis gemeinsam mit den Brauendepressoren behandelt werden (Abb. 3.**6**). Sollte dies nicht zu einem befriedigenden Behandlungsergebnis der Stirnfalten führen, kann nach zwei Wochen nachinjiziert werden.

Eine Oberlidptosis nach Injektion in diesem Bereich ist selten und kann entweder die Folge einer Toxindiffusion bei mangelhafter Injektionstechnik sein oder wenn bei vorbestehender Levatorschwäche das Lid durch Anheben der Braue normalerweise in seiner Position gehalten wird.

Eine isolierte Behandlung des M. frontalis sollte generell vermieden werden.

- *Unterhalb der mittleren Augenbrauenpartie und im Bereich des medialen Kanthus.*

Bei Injektionen in dieser Region besteht ein erhebliches Risiko einer Augenlidptosis. Bei Behandlung der Glabellaregion sollten ein Abgleiten in dieses Gebiet sowie eine nach kaudal gerichtete Injektionstechnik vermieden werden (Abb. 6.**2**).

Eine Injektion in den lateralen Anteil des M. orbicularis oculi unterhalb der Augenbraue und oberhalb des lateralen Kanthus ist hingegen für ein laterales Brauenlifting gestattet (Abb. 3.**6**).

- *Zu nahe des lateralen Kanthus.*

Zur Behandlung von „Krähenfüßen" sollte der Injektionsabstand zum lateralen Kanthus 1,5 cm bzw. zum lateralen Orbitarand 1 cm betragen. Die Verwendung stark verdünnter Lösungen ist zu vermeiden (Abb. 6.**3**).

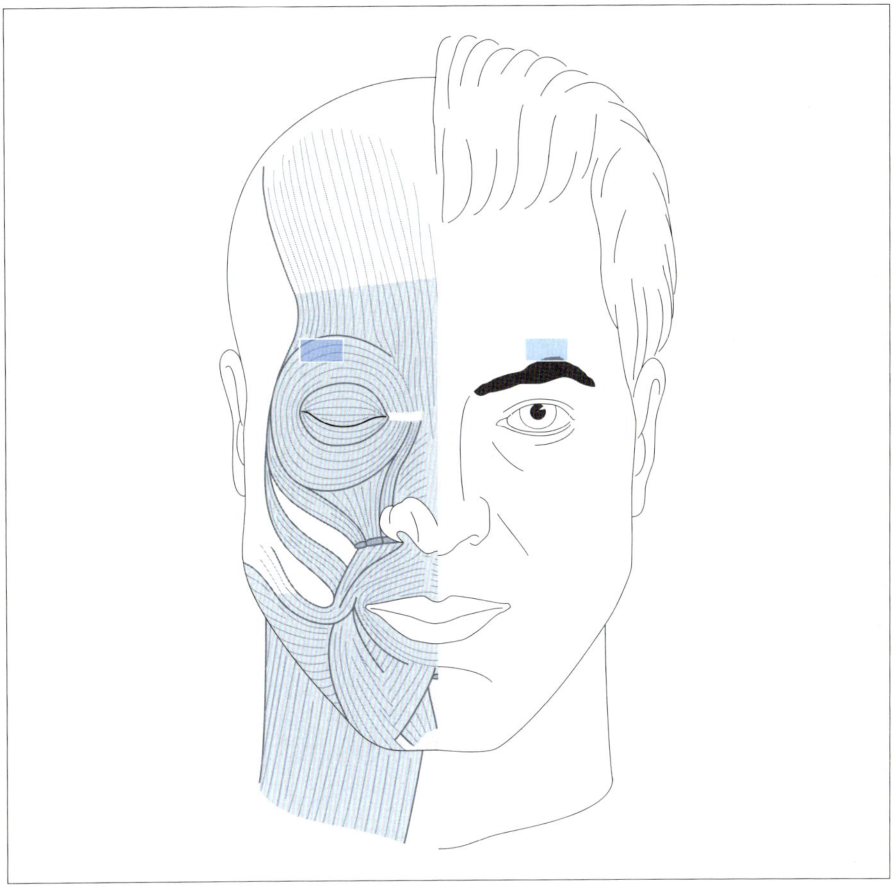

Abb. 6.**1** Injektionen weniger als 1 cm oberhalb des knöchernen Orbitarandes lateral der Mediopupillarlinie können zur Brauenptosis führen.

Auch hier besteht die Gefahr einer Oberlidptosis oder von Doppelbildern oder Schielen durch Lähmung der Augenmuskeln. Sollten solche Nebenwirkungen auftreten, ist der Patient einem Augenarzt vorzustellen.

- *Im oberen Wangenbereich.*

Genauso wichtig wie die Vermeidung von Injektionen zu nahe am Auge sollten auch Injektionen zu weit kaudal und zu tief vermieden werden (Abb. 6.**4**). Der Orbicularis oculi ist ein oberflächlich verlaufender Muskel. Bei tiefen Injektionen im oberen Wangenbereich kann es durch Lähmung des M. zygomaticus major zum Hängen der Lippe kommen oder sogar zu einem klinischen Bild ähnlich einer Fazialislähmung. Diese bildet sich langsamer zurück als übliche BTX-Effekte.

Ebenso sollte man bei der Behandlung der „Häschenfalten" (Bunny Lines) an der Nase nicht in den Wangenbereich, sondern nur an der Nase selber injizieren.

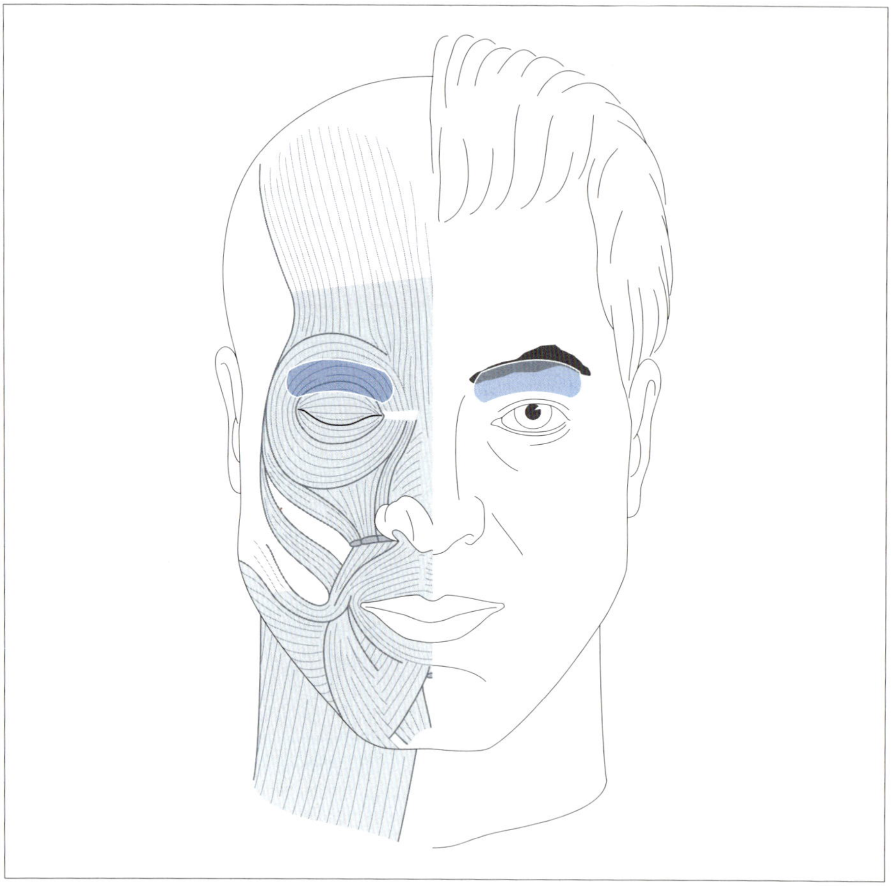

Abb. 6.**2** Bei Behandlung der Glabellaregion darf nie in Richtung des medialen Kanthus injiziert werden oder unterhalb der Braue wegen der Gefahr der Lidptosis.

Wo und wie Injektionen häufig zu Problemen führen

- *Zu tiefe und zu schnelle Injektion sowie Verwendung stark verdünnter Lösungen.*

Generell kann bei sehr tiefer (Periost) und forcierter Injektion sowie bei Verwendung hoher Volumina stark verdünnter Lösung die Gefahr von Nebenwirkungen durch ungezielte Diffusion steigen.

- *Gleichzeitige Behandlung mehrer Regionen.*

Obwohl es üblich ist, in einer Sitzung die Glabella, Stirn und die periorbitale Region zu behandeln, können hierbei durch Verwendung hoher Toxinmengen sowie durch Diffusions- und Überlappungsvorgänge verstärkte Paralysen auftreten. Unerwünschte Effekte können dabei ausgeprägte Mimikstarre („Frozen Forehead") oder Brauenptosis durch gleichzeitige Lähmung der Brauenelevatoren und des M. frontalis sein. Es ist daher meist sinnvoll, verschiedene Regionen zeitlich versetzt zu behandeln.

Bei Patienten mit Augenbrauenptosis können zum Beispiel erst die Glabellaregion und die Brauendepressoren und einige Wochen später Stirn oder M. frontalis behandelt werden.

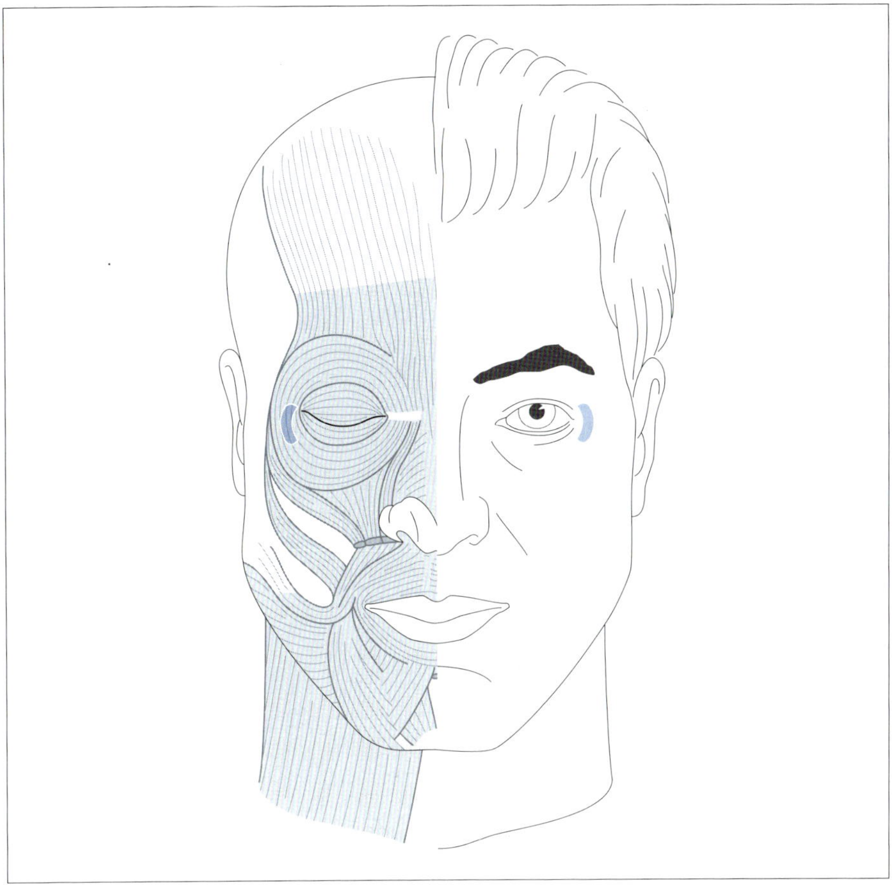

Abb. 6.**3** Keine Injektion größerer Volumina direkt am lateralen Kanthus, Gefahr der Diffusion mit Doppelbildersehen, Strabismus, Lidptosis.

- *Direkt unterhalb der lateralen Augenbraue.*

Eine Injektion in die lateralen Brauendepressoren kann durch einen Brauenliftingeffekt einen ästhetisch erwünschten, offenen Eindruck des Auges erzeugen. Bei zu medialer und zu nahe an der Augenbraue gelegener Injektion kann allerdings eine Lidptosis resultieren. An dieser Stelle sollten zur Vermeidung von Diffusionsvorgängen auch nur kleine, hoch konzentrierte Dosen verwendet werden.

- *Direkt unterhalb des Auges.*

Oberflächliche Injektion von 2 Einheiten Botox unterhalb des Auges kann zu einer gewünschten Öffnung des Auges führen. Wichtig dabei ist eine oberflächliche Injektion (SIT = Superfizielle Injektionstechnik). Wie unter 6.1 bereits dargestellt, kann durch Injektion unter dem Auge bei schlaffem Unterlid aber auch eine Ptosis und durch Reduktion der Peristaltik der Tränenflüssigkeit Tränenträufeln resultieren. Weiterhin kommt es in dem weichen Gewebe leichter zur Hämatombildung.

- *Um den Mund.*

Die Injektion kleinster Mengen BTX in den M. orbicularis oris oberhalb des Vermillons kann radiäre Fältchen mindern. Initial sollte pro viertel Lippe nicht mehr als eine Einheit

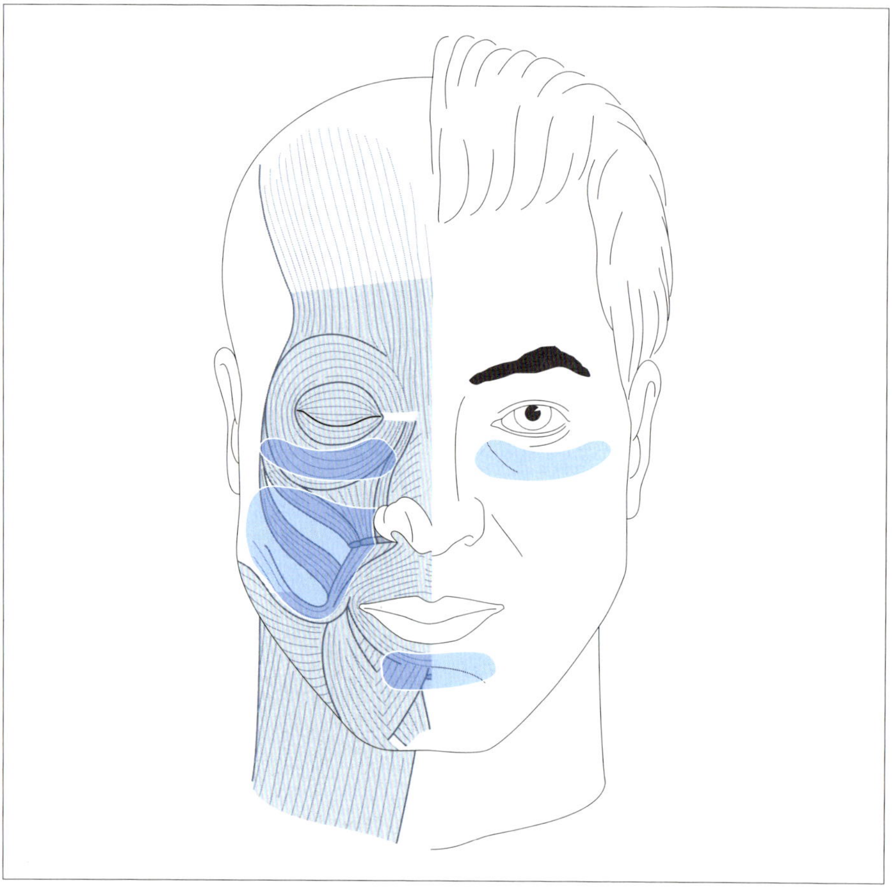

Abb. 6.**4** Keine tiefe Injektion im oberen Wangenbereich wegen der Gefahr der Diffusion in die Mm. zygomatici mit fazialislähmungsartigem Bild.
Region der Mm. zygomatici = verbotene Zone in der ästhetischen Medizin.

Botox verwendet werden. Bei zu starker Schwächung des M. orbicularis oris können rasch Schwierigkeiten beim Trinken, Pfeifen etc. auftreten.
Ebenso können Injektionen am Kinn und bei Behandlung nach unten gerichteter Mundwinkel sehr erfolgreich sein, aber auch rasch zu Nebenwirkungen führen (vgl. entsprechende Kap.).

- *Am Hals.*

Bei der Behandlung von Halsfalten oder Platysmasträngen kann es zu Bewegungsstörungen und im schlimmsten Fall sogar Dysphagie kommen. Bei Sängern kann durch Beeinflussung der Stimmbänder das Erreichen hoher Töne erschwert sein. Bei Behandlung dieser Region sollte man sich auf Dosen unter 30 E Botox beschränken und eine tiefe Injektionstechnik vermeiden.

7 Klinische Beispiele

Boris Sommer

Beispiele der klinischen Anwendung von Botulinumtoxin. Dosierungsangaben siehe bei der Besprechung der jeweiligen Indikation im Kap. 3 „Kosmetische Indikationen nach Region“.

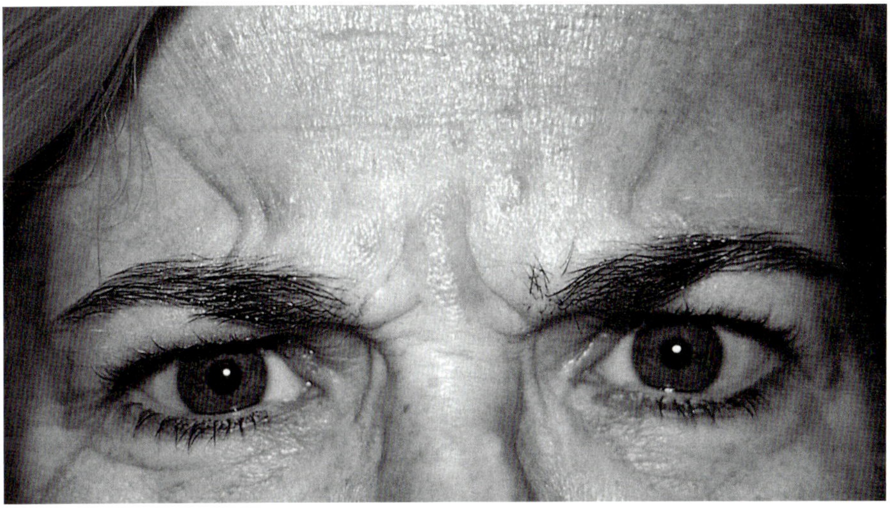

Abb. 7.**1a** Glabella / „Zornesfalte“: Aktiviert vor der Botulinum-Behandlung.

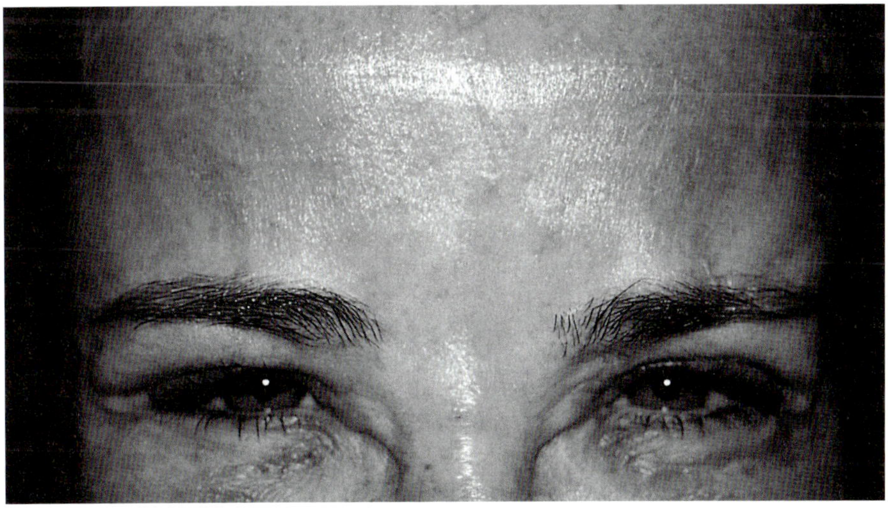

Abb. 7.**1b** Glabella / „Zornesfalte“: Versuch der Aktivierung 7 Tage nach der Botulinum-Behandlung.

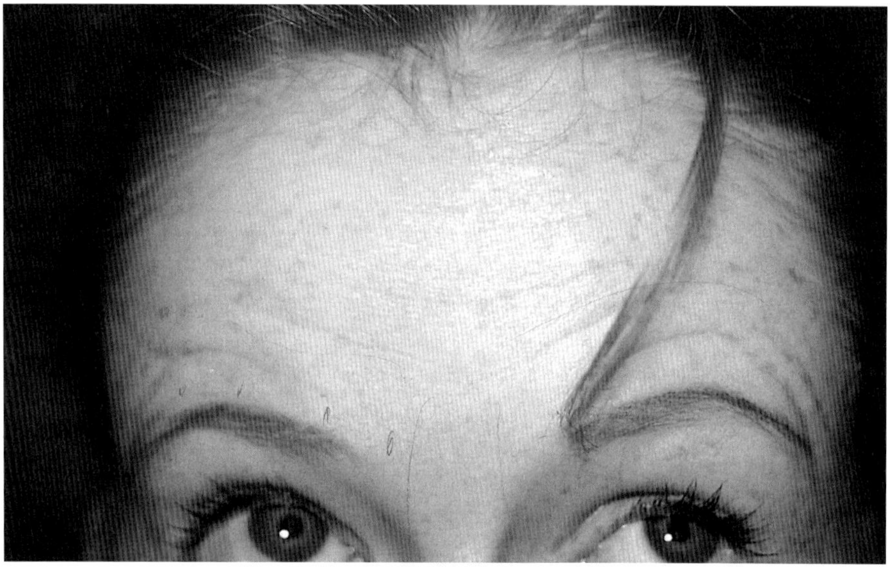

Abb. 7.**2a** Stirn: Stirnrunzeln (Aktivierung des M. frontalis durch Nach-oben-Blicken) vor der Botulinum-Behandlung.

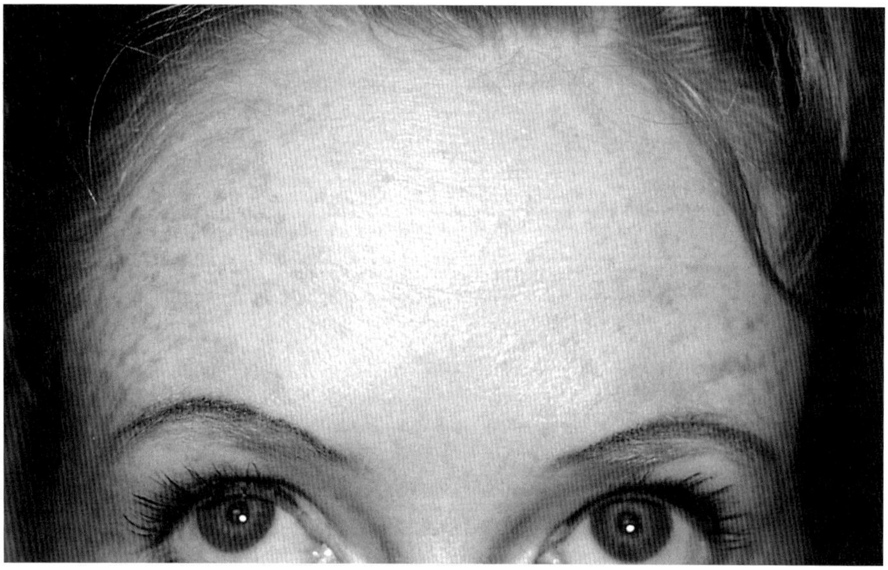

Abb. 7.**2b** Stirn: Versuch der Aktivierung 8 Tage nach der Botulinum-Behandlung: Nach-oben-Blicken unbeeinträchtigt, fehlende Stirnfaltenbildung durch fehlende Aktivierung des M. frontalis.

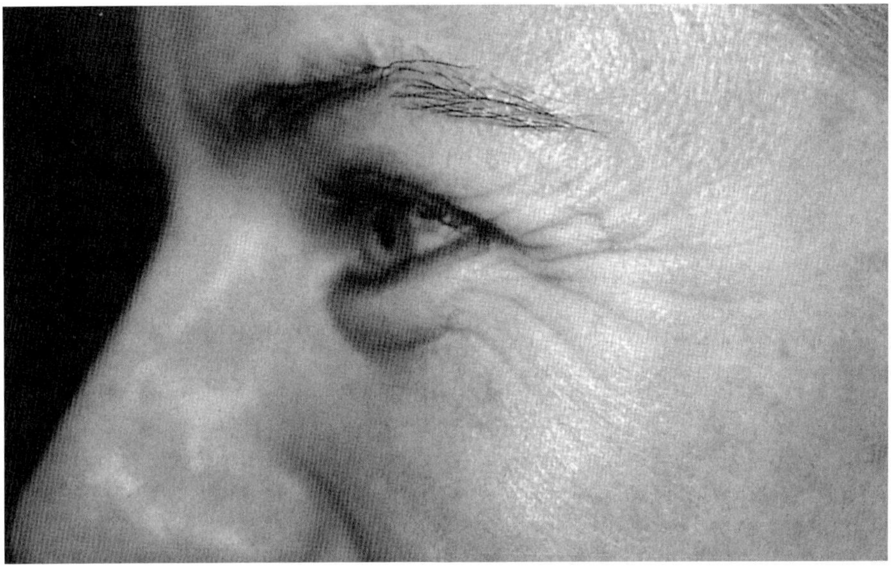

Abb. 7.**3a** Periorbitalregion: „Krähenfüße" beim Lächeln vor der Botulinum-Behandlung.

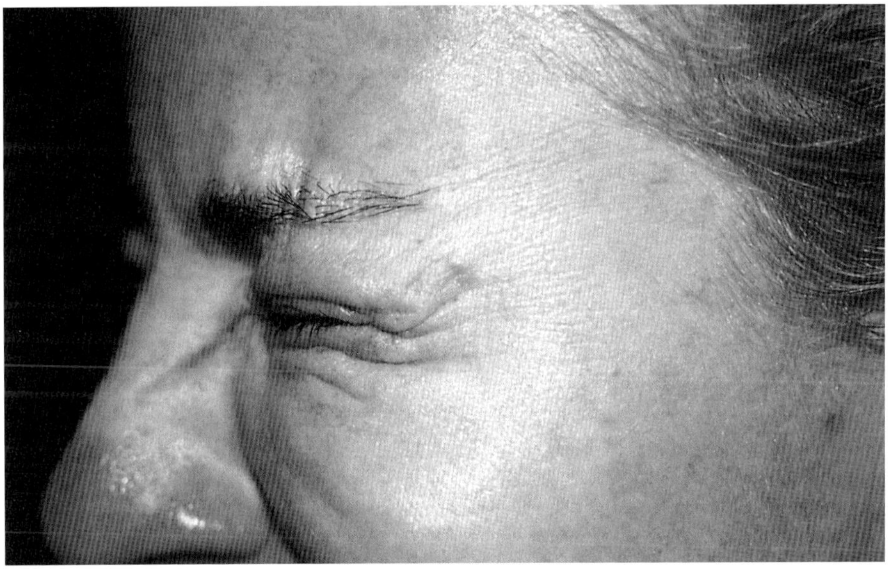

Abb. 7.**3b** Periorbitalregion: Selbst bei stärkstem Zukneifen der Augen deutliche Verbesserung nach der Botulinum-Behandlung.

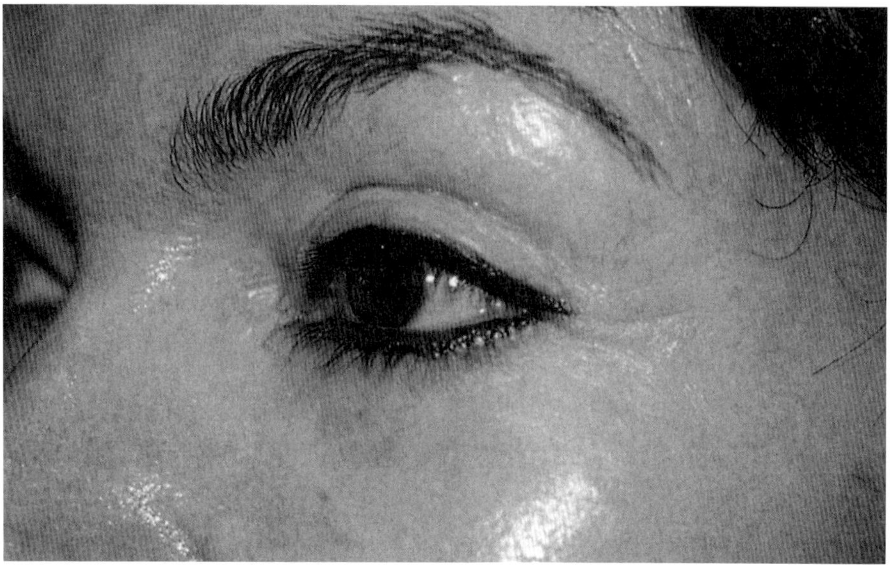

Abb. 7.**4a** Periorbital- und Suborbitalregion nach einer vorsichtigen Botulinum-Behandlung.

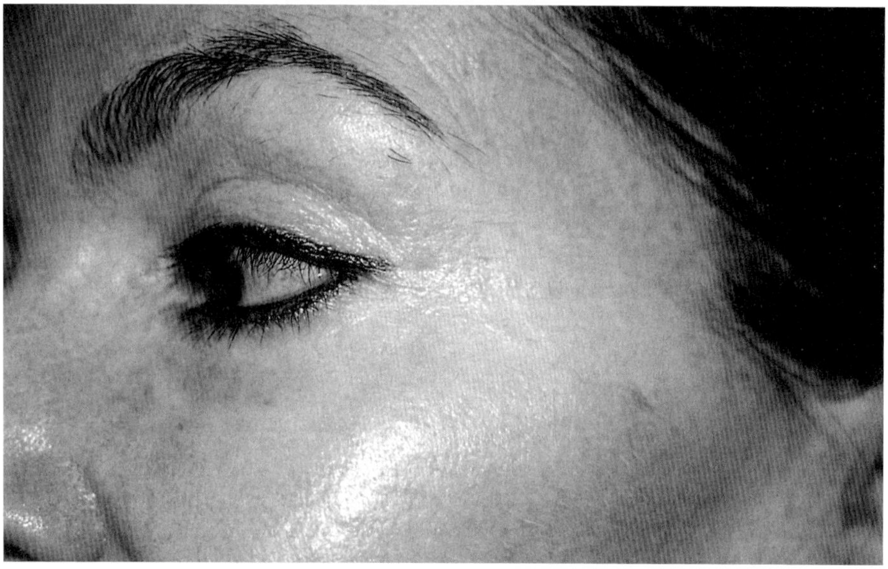

Abb. 7.**4b** Periorbital- und Suborbitalregion 14 Tage nach einer weiteren Botulinum-Behandlung mit 4 × 2 E Botox suborbital und einer Sitzung einer „subdermalen Kollagenremodellierung“ (CoolTouch-Laser).

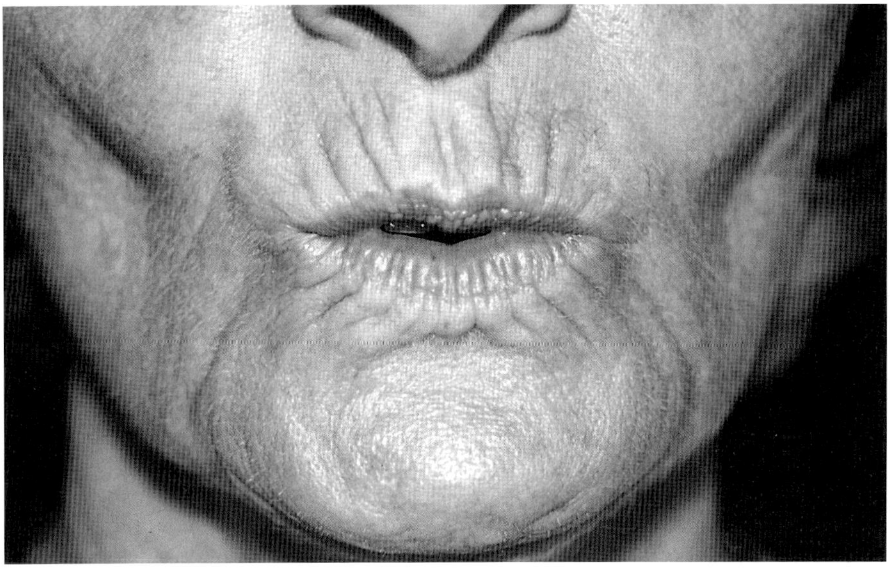

Abb. 7.**5a** Periorale Falten: sog. Raucherfalten, hier bei einer Nichtraucherin vor Therapie.

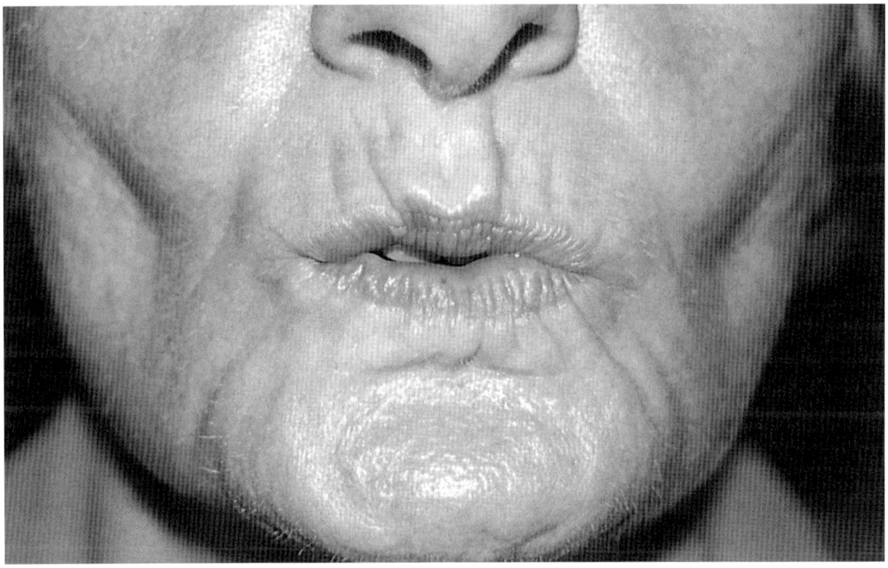

Abb. 7.**5b** Periorale Falten 18 Tage nach kombinierter Behandlung mit CO_2-Laser plus Dermasanding und 7 Tage nach insgesamt 9 E Botox perioral.

Literatur

Ahbib S, Lachapelle JM, Marcot L. Sarcoidal granulomas following injections of botulic toxin A (Botox) for corrections of wrinkles. Ann Dermatol Venereol. 2006; 133: 43–45.

Alam M, Dover JS, Klein AW, Arndt KA. Botulinum A exotoxin for hyperfunctional facial lines: where not to inject. Arch Dermatol. 2002; 138: 1180–1185.

Ascher B, Klap P, Marion M-H, Chanteloub F. La toxine botulique dans le traitement des rides fronto-glabellaires et de la région orbitaire (Botulinum Toxin in the Treatment of Fronto-glabellar and Periorbital Wrinkles). Ann Chir Plast Esthet. 1995; 40: 67–76.

Ascher B, Zakine B, Kestemont P, et al. A multicenter, randomized, double-blind, placebo-controlled study of efficacy and safety of 3 doses of botulinum toxin A in the treatment of glabellar lines. J Am Acad Dermatol. 2004; 51: 223–233.

Barker FG, Jannetta PJ, Bissonette DJ, Shields PT, Larkins MV, Jho HD. Microvascular decompression for hemifacial spasm. J Neurosurg. 1995; 82: 201–210.

Becker-Wegerich PM, Rauch L, Ruzicka T. Botulinum toxin A: successful décolleté rejuvenation. Dermatol Surg. 2002; 28: 168–171.

Benecke R, Jost WH, Kanovsky P, Ruzicka E, Comes G, Grafe S. A new botulinum toxin type A free of complexing proteins for treatment of cervical dystonia. Neurology. 2005; 64: 1949–1951.

Berlin AJ, Cassen JH, De Nelsky G, Hanson MR, Sweeney PJ. Benign essential blepharospasm treated with botulinum toxin. Cleve Clin J Med. 1987; 54: 421–426.

Bhakta BB, Cozens JA, Bamford JM, Chamberlain MA. Use of botulinum toxin in stroke patients with severe upper limb spasticity. J Neurol Neurosurg Psychiatry. 1996; 61: 30–35.

Bhatia KP, Marsden CD. The behavioural and motor consequences of focal lesions of the basal ganglia in man. Brain. 1994; 117: 859–876.

Biglan AW, May M, Walden PG. Treatment of facial spasm with oculinum (Clostridium botulinum toxin): a preliminary report. Am J Otol. 1986; 7: 65–70.

Black JD, Dolly JO. Interaction of ^{125}I-labeled botulinum neurotoxins with nerve terminals. I. Ultrastructural autoradiographic localization and quantification of distinct membrane acceptors for types A and B on motor nerves. J Cell Biol. 1986a; 103: 521–534.

Black JD, Dolly JO. Interaction of ^{125}I-labeled botulinum neurotoxins with nerve terminals. II. Autoradiographic evidence for its uptake into motor nerves by acceptor-mediated endocytosis. J Cell Biol. 1986b; 103: 535–544.

Blackie JD, Lees AJ. Botulinum toxin treatment in spasmodic torticollis. J Neurol Neurosurg Psychiatry. 1990; 53: 640–643.

Blitzer A, Brin MF, Greene PE, Fahn S. Botulinum toxin injection for the treatment of oromandibular dystonia. Ann Otol Rhinol Laryngol. 1989; 98: 93–97.

Blitzer A, Brin MF. Laryngeal dystonia: a series with botulinum toxin therapy. Ann Otol Rhinol Laryngol. 1991; 100: 85–89.

Blitzer A, Brin MF, Keen MF, et al. Botulinum toxin for the treatment of hyperfunctional lines of the face. Arch Otolaryngol Head Neck Surg. 1993; 119: 1018–1022.

Blitzer A, Binder WJ, Avev JE. The management of hyperfunctional facial lines with botulinum toxin: a collaborative study of 210 injection sites in 162 patients. Arch Otolaryngol Head Neck Surg. 1997; 123: 389–392.

Borodic GE, Ferrante R. Effects of repeated botulinum toxin injections on orbicularis oculi muscle. J Clin Neuroophthalmol. 1992; 12: 121–127.

Borodic GE, Pearce LB, Smith K, Joseph M. Botulinum A toxin for spasmodic torticollis: multiple vs single injection points per muscle. Head Neck. 1992; 14: 33–37.

Borodic GE, Ferrante R, Pearce LB, Smith K. Histologic assessment of dose-related diffusion and muscle fiber response after therapeutic botulinum A toxin injections. Mov Disord. 1994a; 9: 31–39.

Borodic GE, Ferrante RJ, Pearce LB, et al. Pharmacology and histology of the therapeutic application of botulinum toxin. In: Jankovic J, Hallett M, eds. Therapy with botulinum toxin. New York: Marcel Dekker; 1994b; 119–157.

Borodic GE, Duane D, Pearce B, Johnson E. Antibodies to botulinum toxin [letter]. Neurology. 1995; 45: 204.

Borodic G, Johnson E, Goodnough M, Schantz E. Botulinum toxin therapy, immunologic resistance, and problems with available materials. Neurology. 1996; 46: 26–29.

Bowler PJ. A retrospective study in the use of botulinum toxin type-A in a UK multidisciplinary cosmetic practice. J Cosmet Dermatol. 2005; 4: 89–92.

Brandt FS, Bellmann B. Cosmetic use of botulinum for the aging neck. Dermatol Surg. 1998; 24: 1272–1274.

Brin MF, Fahn S, Moskowitz C, et al. Localized injections of botulinum toxin for the treatment of focal dystonia and hemifacial spasm. Mov Disord. 1987; 2: 237–254.

Brin MF, Stewart C, Blitzer A, Diamond B. Laryngeal botulinum toxin injections for disabling stuttering in adults. Neurology. 1994; 44: 2262–2266.

Brin MF, Vapnek JM. Treatment of vaginismus with botulinum toxin injections. Lancet. 1997; 349: 252–253.

Brin MF. Botulinum toxin: chemistry, pharmacology, toxicity, and immunology. Muscle Nerve Suppl. 1997a; 6: S146–S168.

Brin MF. Dosing, administration, and a treatment algorithm for use of botulinum toxin A for adult-onset spasticity. Spasticity Study Group. Muscle Nerve Suppl. 1997b; 6: S208–S220.

Brin, MF, Lyons KE, Doucette J, et al. A randomized, double-masked, controlled trial of botulinum toxin type A in essential hand tremor. Neurology. 2001; 56: 1523–1528.

Buchman AS, Comella CL, Stebbins GT, Weinstein SL. Determining a dose-effect curve for botulinum toxin in the sternocleidomastoid muscle in cervical dystonia. Clin Neuropharmacol. 1994; 17: 188–195.

Bushara KO, Park DM, Jones JC, Schutta HS. Botulinum toxin – a possible new treatment for axillary hyperhidrosis. Clin Exp Dermatol. 1996; 21: 276–278.

Callaway JE. Botulinum toxin type B (Myobloc): pharmacology and biochemistry. Clin Dermatol. 2004; 22: 23–28.

Carruthers A, Carruthers J. The treatment of glabellar furrows with botulinum A exotoxin. J Dermatol Surg Oncol. 1990; 16: 83.

Carruthers A, Carruthers JA. Botulinum toxin use for glabellar wrinkles. Presented at the annual meeting of the American Society for Dermatologic Surgery. Orlando, Florida, March 1991; 13–17.

Carruthers JDA, Carruthers JA. Treatment of glabellar frown lines with C. botulinum-A exotoxin. J Dermatol Surg Oncol. 1992; 18: 17–21.

Carruthers A, Carruthers JDA. Botulinum toxin in the treatment of glabellar frown lines and other facial wrinkles. In: Jankovic J, Hallett M, eds. Therapy with botulinum toxin. New York, Baltimore: Marcel Dekker; 1994a; 577–595.

Carruthers A, Carruthers JDA. The use of botulinum toxin to treat glabellar frown lines and other facial wrinkles. Cosmet Dermatol. 1994b; 7: 11–15.

Carruthers J, Carruthers A. BTX-A in clinical ophthalmology. Can J Ophthalmol. 1996; 31: 389–399.

Carruthers A, Kiene K, Carruthers J. Botulinum exotoxin A use in clinical dermatology. J Am Acad Dermatol. 1996; 34: 788–793.

Carruthers A, Carruthers J. Cosmetic uses of botulinum toxin. In: Coleman WP III, Hanke CW, Alt TH, Asken S, eds. Cosmetic Surgery of the Skin. 2nd ed. St. Louis, Baltimore: Mosby; 1997a; 231–235.

Carruthers J, Carruthers A. Combining botulinum toxin injection and laser resurfacing for facial rhytides. In: Coleman WP, Lawrence N, eds. Skin resurfacing. Baltimore: Williams & Wilkins; 1997b; 235–243.

Carruthers A, Carruthers J. Clinical indications and injection technique for the cosmetic use of botulinum A exotoxin. Dermatol Surg. 1998a; 24: 1189–1194.

Carruthers A, Carruthers J. Cosmetic uses of botulinum toxin. In: Klein AW, ed. Tissue Augmentation in Clinical Practice. 1st ed. New York, Basel, Hong Kong: Marcel Dekker; 1998b; 207–236.

Carruthers A, Carruthers J. History of the cosmetic use of botulinum A exotoxin. Dermatol Surg. 1998c; 24: 1168–1170.
Carruthers J, Carruthers A. The adjunctive usage of botulinum toxin. Dermatol Surg. 1998d; 24: 1244–1247.
Carruthers JA, Lowe NJ, Menter MA, et al. A multicenter, double-blind, randomized, placebo-controlled study of the efficacy and safety of botulinum toxin type A in the treatment of glabellar lines. J Am Acad Dermatol. 2002; 46: 840–849.
Carruthers JD. Caveat emptor (buyer beware). Arch Dermatol. 2002; 138:1243–1244.
Carruthers J, Carruthers A. A prospective, randomized, parallel group study analyzing the effect of BTX-A (Botox) and nonanimal sourced hyaluronic acid (NASHA, Restylane) in combination compared with NASHA (Restylane) alone in severe glabellar rhytides in adult female subjects: treatment of severe glabellar rhytides with a hyaluronic acid derivative compared with the derivative and BTX-A. Dermatol Surg. 2003; 29: 802–809.
Carruthers JD, Lowe NJ, Menter MA, Gibson J, Eadie N. Botox Glabellar Lines II Study Group. Double-blind, placebo-controlled study of the safety and efficacy of botulinum toxin type A for patients with glabellar lines. Plast Reconstr Surg. 2003; 112: 1089–1098.
Carruthers J, Carruthers A: Long-term safety review of subjects treated with botulinum toxin type A for cosmetic use. Presentation EADV. 13th Congress, 17.–21. Nov. 2004a; Florenz.
Carruthers J, Carruthers A. The effect of full-face broadband light treatments alone and in combination with bilateral crow's feet Botulinum toxin type A chemodenervation. Dermatol Surg. 2004b; 30: 355–366; discussion 366.
Carruthers J, Fagien S, Matarasso SL and the Botox Consensus Group: Consensus Recommendations on the Use of Botulinum Toxin Type A in Facial Aesthetics. Plast Reconstr Surg. 2004; Vol. 114, No 6(Suppl.).
Carruthers A, Carruthers J. Prospective, double-blind, randomized, parallel-group, dose-ranging study of botulinum toxin type A in men with glabellar rhytids. Dermatol Surg. 2005a; 31:1297–1303.
Carruthers A, Carruthers J. Single-center, double-blind, randomized study to evaluate the efficacy of 4% lidocaine cream versus vehicle cream during botulinum toxin type A treatments. Dermatol Surg. 2005b; 31:1655–1659.
Ceballos-Baumann AO, Konstanzer A, Dengler R, Conrad B. Lokale Injektionen von Botulinum-Toxin A bei cervicaler Dystonie: Verlaufsbeobachtungen an 45 Patienten. Akt Neurol. 1990; 17: 139–145.
Ceballos-Baumann AO, Wissel J, Fietzek UM, Heinen F. Blue Book Botulinumtoxin Dystonie – Grundlagen – Klinik – Atlas – Skalen. Bonn, Berlin: Child & Brain GmbH; 2005.
Chen R, Karp BI, Hallett M. Botulinum toxin type F for treatment of dystonia: long-term experience. Neurology. 1998; 51: 1494–1496.
Chilson CN, Brown SJ. Role of botulinum toxin type A in the prophylactic treatment of migraine headaches. Ann Pharmacother. 2005; 39: 2081–2085.
Choong JL, Sun GK, Jin YH. The Results of Periorbital Rejuvenation with Botulinum Toxin A Using Two Different Protocols. Aesth Plast Surg. 2006; 30: 65–70.
Claus D, Druschky A, Erbguth F. Botulinum toxin: influence on respiratory heart rate variation. Mov Disord. 1995; 10: 574–579.
Cohen DA, Savino PJ, Stern MB, Hurtig HI. Botulinum injection therapy for blepharospasm: a review and report of 75 patients. Clin Neuropharmacol. 1986; 9: 415–429.
Cohen LG, Hallett M, Geller BD, Hochberg F. Treatment of focal dystonias of the hand with botulinum toxin injections. J Neurol Neurosurg Psychiatry. 1989; 52: 355–363.
Cole R, Hallett M, Cohen LG. Double-blind trial of botulinum toxin for treatment of focal hand dystonia. Mov Disord. 1995; 10: 466–471.
Comella C, Buchman AS, Tanner CM, et al. Botulinum toxin injection for spasmodic torticollis: increased magnitude of benefit with electromyography assistance. Neurology. 1992; 42: 878–882.
Comella CL, Pullman SL. Botulinum toxins in neurological disease. Muscle Nerve. 2004; 29: 628–644.
Costa J, Espirito-Santo C, Borges A, et al. Botulinum toxin type A therapy for blepharospasm. Cochrane Database Syst Rev. 2005; CD004900.

Cullis PA, O'Brien CF, Truong DD, Koller M, Villegas TP, Wallace JD. Botulinum toxin type B: an open-label, dose-escalation, safety and preliminary efficacy study in cervical dystonia patients. Adv Neurol. 1998; 78: 227–230.
Das Gupta BR, Sugiyama H. Biochemistry and pharmacology of botulinum and tetanus neurotoxins. In: Bernheimer AW, ed. Perspectives in Toxicology. New York: Wiley; 1977; 87–119.
Davidson BJ, Ludlow CL. Long-term effects of botulinum toxin injections in spasmodic dysphonia. Ann Otol Rhinol Laryngol. 1996; 105: 33–42.
D'Costa DF, Abbott RJ. Low-dose botulinum toxin in spasmodic torticollis. J Royal Soc Med. 1991; 84: 650–651.
De Paiva A, Meunier FA, Molgo J, Aoki KR, Dolly JO. Functional repair of motor endplates after botulinum neurotoxin type A poisoning: biphasic switch of synaptic activity between nerve sprouts and their parent terminals. Proc Natl Acad Sci USA. 1999; 96: 3200–3205.
Defazio G, Abbruzzese G, Girlanda P, et al. Botulinum toxin A treatment for primary hemifacial spasm: a 10-year multicenter study. Arch Neurol. 2002; 59: 418–420.
De Maio M. Botulinum toxin in association with other rejuvenation methods. J Cosmetic & Laser Ther. 2003; 5: 210–212.
Dressler D, Benecke R, Conrad B. [Botulinum toxin in therapy of craniocervical dystonia]. Nervenarzt. 1989; 60: 386–393.
Dressler D. Botulinum Toxin therapy failure: causes, evaluation procedures and management strategies. Eur J Neurol. 1997; 4(Suppl. 2): S67–S70.
Dressler D, Munchau A, Bhatia KP, Quinn NP, Bigalke H. Antibody-induced botulinum toxin therapy failure: can it be overcome by increased botulinum toxin doses? Eur Neurol. 2002; 47: 118–121.
Dressler D, Bigalke H, Benecke R. Botulinum toxin type B in antibody-induced botulinum toxin type A therapy failure. J Neurol. 2003; 250: 967–969.
Dutton JJ, Buckley EG. Botulinum toxin in the management of blepharospasm. Arch Neurol. 1986; 43: 380–382.
Eleopra R, Tugnoli V, Caniatti L, De Grandis D. Botulinum toxin treatment in the facial muscles of humans: evidence of an action in untreated near muscles by peripheral local diffusion. Neurology. 1996; 46: 1158–1160.
Eleopra R, Tugnoli V, Rossetto O, Montecucco C, De Grandis D. Botulinum neurotoxin serotype C: a novel effective botulinum toxin therapy in human. Neurosci Lett. 1997; 224: 91–94.
Elston JS, Russell RW. Effect of treatment with botulinum toxin on neurogenic blepharospasm. Br Med J (Clin Res Ed). 1985; 290: 1857–1859.
Elston JS. Botulinum toxin treatment of hemifacial spasm. J Neurol Neurosurg Psychiatry. 1986; 49: 827–829.
Elston JS. Long-term results of treatment of idiopathic blepharospasm with botulinum toxin injections. Br J Ophthalmol. 1987; 71: 664–668.
Engstrom PF, Arnoult JB, Mazow ML, et al. Effectiveness of botulinum toxin therapy for essential blepharospasm. Ophthalmology. 1987; 94: 971–975.
Erbguth FJ. Historical notes on botulism, Clostridium botulinum, botulinum toxin, and the idea of the therapeutic use of the toxin. Mov Disord. 2004; 19(Suppl 8): S2-S6.
Evers S, Rahmann A, Vollmer-Haase J, Husstedt IW. Treatment of headache with botulinum toxin A – a review according to evidence-based medicine criteria. Cephalalgia. 2002; 22: 699–710.
Fachinformation Botox®, Fa. Allergan; 2006.
Fachinformation Dysport®, Fa. Ipsen Pharma; 2006.
Fachinformation Vistabel®; Fa. Allergan; 2006.
Fachinformation Xeomin®, Merz GmbH & Co KG, Frankfurt; 2006.
Fahn S, Marsden CD, Calne DB. Clarification and investigation of dystonia. In: Marsden CD, Fahn S, eds. Movement Disorders. London: Butterworths; 1987; 323–361.
Flynn TC, Carruthers JA, Carruthers JA, Clark RE 2nd. Botulinum A toxin (BOTOX) in the lower eyelid: dose-finding study. Dermatol Surg. 2003; 29: 943–950; discussion 950–951.
Flynn TC, Clark II: Botulinum toxin type B (Myobloc) versus botulinum toxin type A (Botox) frontalis study: rate of onset and radius of diffusion. Dermatol Surg. 2003; 29: 519–522.
Frueh BR, Felt DP, Wojno TH, Musch DC. Treatment of blepharospasm with botulinum toxin. A preliminary report. Arch Ophthalmol. 1984; 102: 1464–1468.

Frueh BR, Musch DC. Treatment of facial spasm with botulinum toxin. An interim report. Ophthalmology. 1986; 93: 917–923.

Fulton JE Jr, Gaminchi F. Sleep lines. Dermatol Surg. 1999; 25: 59–62.

Garcia A, Fulton E. Cosmetic denervation of the muscles of facial expression with botulinum toxin. Dermatol Surg. 1996; 22: 39–43.

Gassner HG, Sherris DA. Addition of an anesthetic agent to enhance the predictability of the effects of botulinum toxin type A injections: a randomized controlled study. Mayo Clin Proc. 2000; 75: 701–704.

Gelb DJ, Lowenstein DH, Aminoff MJ. Controlled trial of botulinum toxin injections in the treatment of spasmodic torticollis [see comments]. Neurology. 1989; 39: 80–84.

Gelb DJ, Yoshimura DM, Olney RK, Lowenstein DH, Aminoff MJ. Change in pattern of muscle activity following botulinum toxin injections for torticollis. Ann Neurol. 1991; 29: 370–376.

Geller BD, Hallett M, Ravits J. Botulinum toxin therapy in hemifacial spasm: clinical and electrophysiologic studies. Muscle Nerve. 1989; 12: 716–722.

Giess R, Naumann M, Werner E, et al. Injections of botulinum toxin A into the salivary glands improve sialorrhoea in amyotrophic lateral sclerosis. J Neurol Neurosurg Psychiatry. 2000; 69: 121–123.

Gilio F, Currà A, Lorenzano C, Modugno N, Manfredi M, Berardelli A. Effects of botulinum toxin type A on intracortical inhibition in patients with dystonia. Ann Neurol. 2000; 48: 20–26.

Girlanda P, Vita G, Nicolosi C, Milone S, Messina C. Botulium toxin therapy: distant effects on neuromuscular transmission and autonomic nervous system. J Neurol Neurosurg Psychiatry. 1992; 55: 844–845.

Girlanda P, Quartarone A, Sinicropi S, et al. Botulinum toxin in upper limb spasticity: study of reciprocal inhibition between forearm muscles. Neuroreport. 1997; 8: 3039–3044.

Glogau RG. Botulinum A neurotoxin for axillary hyperhidrosis: No sweat Botox®. Dermatol Surg. 1998; 24: 817–819.

Goschel H, Wohlfarth K, Frevert J, Dengler R, Bigalke H. Botulinum A toxin therapy: neutralizing and nonneutralizing antibodies – therapeutic consequences. Exp Neurol. 1997; 147: 96–102.

Graham HK, Aoki KR, Autti-Ramo I, et al. Recommendations for the use of botulinum toxin type A in the management of cerebral palsy. Gait Posture. 2000; 11: 67–79.

Grandas Perez FJ, Elston JS, Quinn NP, Marsden CD. Blepharospasm: a review of 264 patients. J Neurol Neurosurg Psychiatry. 1988; 51: 767–772.

Greene P, Kang U, Fahn S, Brin M, Moskowitz C, Flaster E. Double-blind, placebo-controlled trial of botulinum toxin injections for the treatment of spasmodic torticollis. Neurology. 1990; 40: 1213–1218.

Greene P. Potency of frozen/thawed botulinum toxin type A in the treatment of torsion dystonia. Otolaryngol Head Neck Surg. 1993; 109: 968–969.

Greene P, Fahn S, Diamond B. Development of resistance to botulinum toxin type A in patients with torticollis. Mov Disord. 1994; 9: 213–217.

Greene PE, Fahn S. Response to botulinum toxin F in seronegative botulinum toxin A-resistant patients. Mov Disord. 1996; 11: 181–184.

Grillone GA, Blitzer A, Brin MF, Annino DJ, Jr., Saint-Hilaire M-H. Treatment of adductor laryngeal breathing dystonia with botulinum toxin type A. Laryngoscope. 1994; 104: 30–32.

Grüsser O-J. Die ersten systematischen Beschreibungen und tierexperimentellen Untersuchungen des Botulismus. Sudhoffs Archiv. 1986; 2: 167–187.

Gupta A, Sumner CJ, Castor M, Maslanka S, Sobel J. Adult botulism type F in the United States, 1981–2002. Neurology. 2005; 65: 1694–1700.

Guyuron B, Huddleston SW. Aesthetic indications for botulinum toxin injection. Plast Reconstr. Surg. 1994; 93: 913–918.

Hallan RI, Williams NS, Melling J, Waldron DJ, Womack NR, Morrison JF. Treatment of anismus in intractable constipation with botulinum A toxin. Lancet. 1988; 2: 714–717.

Hallett M. One man's poison – clinical applications of botulinum toxin [editorial; comment]. N Engl J Med. 1999; 341: 118–120.

Hambleton P. Clostridium botulinum toxins: a general review of involvement in disease, structure, mode of action and preparation for clinical use. J Neurol. 1992; 239: 16–20.

Hambleton P, Moore AP. Botulinum Neurotoxins: Origin, structure, molecular actions and antibodies. In: Moore P, ed. Botulinum Toxin Treatment. Oxford, Berlin, Wien, Victoria, Paris, Cambridge: Blackwell Science Ltd. 1995; 16–33.
Hankins CL, Strimling R, Rogers GS. Botulinum A toxin for glabellar wrinkles: dose and response. Dermatol Surg. 1998; 24: 1181–1183.
Harris CP, Alderson K, Nebeker J, Holds JB, Anderson RL. Histologic features of human orbicularis oculi treated with botulinum A toxin. Arch Ophthalmol. 1991; 109: 393–395.
Heckmann M, Ceballos-Baumann AO, Schaller M, Plewig G. Botulinumtoxin A in der Dermatologie. Hautarzt. 1998; 49: 87–90.
Heckmann M, Ceballos-Baumann AO, Plewig G, for the Hyperhidrosis Study Group. Botulinum toxin A for axillary hyperhidrosis (excessive sweating). N Engl J Med. 2001; 344: 488–493.
Heckmann M, Rzarny B. Behandlung der fokalen Hyperhidrose. In: Botulinumtoxin in der Dermatologie. 1. Aufl. München: Urban und Vogel; 2002; 53–76.
Heckmann M, Teichmann B, Pause BM, Plewig G. Amelioration of body odor after intracutaneous axillary injection of botulinum toxin A. Arch Dermatol. 2003; 139: 57–59.
Helveston EM, Pogrebniak AE. Treatment of acquired nystagmus with botulinum A toxin. Am J Ophthalmol. 1988; 106: 584–586.
Hesse S, Lucke D, Malezic M, et al. Botulinum toxin treatment for lower limb extensor spasticity in chronic hemiparetic patients. J Neurol Neurosurg Psychiatry. 1994; 57: 1321–1324.
Hesse S, Jahnke MT, Luecke D, Mauritz KH. Short-term electrical stimulation enhances the effectiveness of Botulinum toxin in the treatment of lower limb spasticity in hemiparetic patients. Neurosci Lett. 1995; 201: 37–40.
Hexsel DM, De Almeida AT, Rutowitsch M, et al. Multicenter, double-blind study of the efficacy of injections with botulinum toxin type A reconstituted up to six consecutive weeks before application. Dermatol Surg. 2003; 29: 523–529.
Hoefflin SM. Anatomy of the platysma and lip depressor muscles. Dermatol Surg. 1998; 24: 1225–1231.
Holds JB, Alderson K, Fogg SG, Anderson RL. Motor nerve sprouting in human orbicularis muscle after botulinum A injection. Invest Ophthalmol Vis Sci. 1990; 31: 964–967.
Houser MK, Sheean GL, Lees AJ. Further studies using higher doses of botulinum toxin type F for torticollis resistant to botulinum toxin type A. J Neurol Neurosurg Psychiatry. 1998; 64: 577–580.
Hsiung GY, Das SK, Ranawaya R, Lafontaine AL, Suchowersky O. Long-term efficacy of botulinum toxin A in treatment of various movement disorders over a 10-year period. Mov Disord. 2002; 17: 1288–1293.
Huang W, Rogachefsky AS, Foster JA. Browlift with botulinum toxin. Dermatol Surg. 2000; 26: 55–60.
Huilgol SC, Carruthers A, Carruthers JD. Raising eyebrows with botulinum toxin. Dermatol Surg. 1999; 25: 373–375.
Jankovic J, Orman J. Botulinum-A toxin for cranial-cervical dystonia: a double-blind, placebo-controlled study. Neurology. 1987; 37: 616–623.
Jankovic J, Schwartz K. Botulinum toxin injections for cervical dystonia. Neurology. 1990; 40: 277–280.
Jankovic J, Schwartz K, Donovan DT. Botulinum toxin treatment of cranial-cervical dystonia, spasmodic dysphonia, other focal dystonias and hemifacial spasm. J Neurol Neurosurg Psychiatry. 1990; 53: 633–639.
Jancovic J, Brin MF. Therapeutic uses of Botulimun toxin. N Engl J Med. 1991: 324: 1186–1193.
Jankovic J, Schwartz KS. Use of botulinum toxin in the treatment of hand dystonia. J Hand Surg [Am]. 1993; 18A: 883–887.
Jankovic J. Botulinum toxin in the treatment of dystonic tics. Mov Disord. 1994; 9: 347–349.
Jancovic J, Hallett M, eds. Therapy with Botulinum Toxin. New York: Marcel Dekker; 1994.
Jankovic J, Schwartz K, Clemence W, Aswad A, Mordaunt J. A randomized, double-blind, placebo-controlled study to evaluate botulinum toxin type A in essential hand tremor. Mov Disord. 1996; 11: 250–256.
Jitpimolmard S, Tiamkao S, Laopaiboon M. Long-term results of botulinum toxin type A (Dysport) in the treatment of hemifacial spasm: a report of 175 cases. J Neurol Neurosurg Psychiatry. 1998; 64: 751–757.

Jost WH. Botulinumtoxin beim Kopfschmerz vom Spannungstyp. Fortschr neurol Psychiatr. 2003; 71: 296–305.

Jost WH, Kohl A, Brinkmann S, Comes G. Efficacy and tolerability of a botulinum toxin type A free of complexing proteins (NT201) compared with commercially available botulinum toxin type A (BOTOX®) in healthy volunteers. J Neural Transm. 2005; 112: 905–913.

Karp BI, Cole RA, Cohen LG, Grill S, Lou JS, Hallett M. Long-term botulinum toxin treatment of focal hand dystonia. Neurology. 1994; 44: 70–76.

Keen M, Blitzer A, Aviv J, et al. Botulinum toxin A for hyperkinetic facial lines: results of a double-blind, placebo-controlled study. Plast Reconstr Surg. 1994a; 94: 94–99.

Keen M, Kopelman JE, Aviv JE, et al. Botulinum toxin: a novel method to remove periorbital wrinkles. Facial Plast Surg. 1994b; 10: 141–146.

Kessler KR, Benecke R. The EBD test – a clinical test for the detection of antibodies to botulinum toxin type A. Mov Disord. 1997; 12: 95–99.

Kinkelin I, Hund M, Naumann M, Hamm H. Effective treatment of frontal hyperhidrosis with botulinum toxin A. Br J Dermatol. 2000; 143: 824–827.

Klein AW. Cosmetic therapy with botulinum toxin: anecdotal memoirs. Dermatol Surg. 1996; 22: 757–759.

Klein AW, Wexler P, Carruthers JA, Carruthers JDA. Treatment of facial furrows and rhytids. Analysis and treatment of the aging face. Dermatol Clin. 1997; 15: 595–607.

Klein AW. Dilution and Storage of Botulinum Toxin. Dermatol Surg. 1998; 24: 1179–1180.

Klein AW, Carruthers A. Why devote an issue to Botulinum Toxin. Editorial, special issue on denervation techniques for facial rejuvenation. Dermatol Surg. 1998; 24: 1167.

Klein AW, Mantell A. Electromyographic guidance in injecting botulinum toxin. Dermatol Surg. 1998; 24: 1184–1186.

Klein AW. Contraindications and complications with the use of botulinum toxin. Clin Dermatol. 2004; 22: 66–75.

Kowalski J, Ravelo A, Saulay M, Fraczek S. Patient self-perceptions and satisfaction with botulinum toxin type-A treatment for moderate to severe crow's feet: Results from a placebo-controlled clinical study. Am Acad Derm. 2005; (Mtg Book): 87.

Krack P, Deuschl G, Benecke R, et al. Dose standardization of botulinum toxin [letter]. Mov Disord. 1998; 13: 749–751.

Kreyden OP, Böni R, Burg G, eds. Hyperhidrosis and Botulinum Toxin in Dermatology. Curr Probl Dermatol. 2002; Vol: 30: 131–140.

Kubiena G, Sommer B, Hrsg. Therapiehandbuch Akupunktur. 2. Aufl. München, Jena: Urban & Fischer; 1999.

Lance JW. Symposion synopsis. In: Feldman RG, Young RR, Koella WP, eds. Spasticity: disorders motor control. Chicago: Yearbook Medical; 1980; 485–494.

Lange DJ, Brin MF, Fahn S, Lovelace RE. Distant effects of locally injected botulinum toxin: incidence and course. Adv Neurol. 1988; 50: 609–613.

Lees AJ, Turjanski N, Rivest J, Whurr R, Lorch M, Brookes G. Treatment of cervical dystonia hand spasms and laryngeal dystonia with botulinum toxin. J Neurol. 1992; 239: 1–4.

Lees AJ, Tolosa E. Tics. In: Jankovic J, Tolosa E, eds. Parkinson's Disease and Movement Disorders. 2nd ed. Baltimore, Hong Kong, London, Munich, Philadelphia, Sydney, Tokio: Williams & Wilkins; 1993; 329–335.

Leuchs J. Beiträge zur Kenntnis des Toxins und Antitoxins des Bacillus botulinus. Z Hyg Infektionskrankh. 1910; 65: 55–84.

Lorentz IT, Subramaniam SS, Yiannikas C. Treatment of idiopathic spasmodic torticollis with botulinum toxin A: a double-blind study on twenty-three patients. Mov Disord. 1991; 6: 145–150.

Low MJ, Wieder JM. Botulinum toxin for hyperkinetic facial lines: a placebo-controlled study. Cosmet Dermatol. 1995; 8: 46–47.

Lowe NJ, Maxwell A, Harper H. Botulinum A exotoxin for glabellar folds: a double-blind, placebo-controlled study with an electromyographic injection technique. J Am Acad Dermatol. 1996; 35: 569–572.

Lowe NJ. Botulinum Toxin Type A for Facial Rejuvenation. United States and United Kingdom Perspectives. Dermatol Surg. 1998; 24: 1216–1218.

Lowe NJ, Ascher B, Heckmann M, Kumar C, Fraczek S, Eadie N. Botox Facial Aesthetics Study Team. Double-blind, randomized, placebo-controlled, dose-response study of the safety and efficacy of botulinum toxin type A in subjects with crow's feet. Dermatol Surg. 2005; 3: 257–262.
Lowe PL, Patnaik R, Lowe NJ. Botox Cosmetic versus Dysport for the Treatment of Glabellar Lines: Double-Blind, Randomized, Pilot Study. Dermatol Surg. 2005; 31: 1651–1654.
Lowenstein DH, Aminoff MJ. The clinical course of spasmodic torticollis. Neurology. 1988; 38: 530–532.
Marion M-H, Sheehy M, Sangla S, Soulayrol S. Dose standardisation of botulinum toxin. J Neurol Neurosurg Psychiatry. 1995; 59: 102–103.
Marras C, Andrews D, Sime E, Lang AE. Botulinum toxin for simple motor tics: a randomized, double-blind, controlled clinical trial. Neurology. 2001; 56: 605–610.
Matarasso SL. Complications of botulinum A exotoxin for hyperfunctional lines. Dermatol Surg. 1998; 24: 1249–1254.
Matarasso SL, Matarasso A. Treatment guidelines for botulinum toxin type A for the periocular region and a report on partial upper lip ptosis following injections to the lateral canthal rhytids. Plast Reconstr Surg. 2001; 108: 208–217; discussion 215–217.
Mauriello JA, Jr. Blepharospasm, Meige syndrome, and hemifacial spasm: treatment with botulinum toxin. Neurology. 1985; 35: 1499–1500.
Meares R. Natural history of spasmodic torticollis, and effect of surgery. Lancet. 1971; ii: 149–151.
Mezaki T, Kaji R, Kohara N, et al. Comparison of therapeutic efficacies of type A and F botulinum toxins for blepharospasm: a double-blind, controlled study. Neurology. 1995; 45: 506–508.
Morr HH, Keizer SB, Os JJ. Treatment of chronic tennis ellbow with botulinum toxin. Lancet. 1997; 349: 252.
Naumann M, Flachenecker P, Brocker EB. Botulinum toxin for palmar hyperhidrosis. Lancet. 1997; 349: 252.
Naumann M, Bergmann I, Hofmann U, Hamm H, Reiners K. Botulinum toxin for focal hyperhidrosis: technical considerations and improvements in application [letter]. Br J Dermatol. 1998a; 139: 1123–1124.
Naumann M, Hofmann U, Bergmann I, et al. Focal hyperhidrosis: Effective treatment with intracutaneous botulinum toxin. Arch Dermatol. 1998b; 134: 301–304.
Naumann M, Lowe N. Botulinum Toxin type A in the treatment of bilateral primary axillary hyperhidrosis: randomised, parallel group, double-blind, placebo-controlled trial. BMJ. 2001; 352: 596–599.
Naumann MK, Hamm H, Lowe NJ. Effect of botulinum toxin type A on quality-of-life measures in patients with excessive axillary sweating: a randomized controlled trial. Br J Dermatol. 2002; 147: 1218–1226.
Naumann M, Lowe NJ, Kumar CR, Hamm H. Botulinum Toxin Type A Is a Safe and Effective Treatment for Axillary Hyperhidrosis Over 16 Months: A Prospective Study. Arch Dermatol. 2003; 139: 731–736.
Naumann M. Hypersecretory disorders. In: Moore AP, Naumann M, eds. Handbook of Botulinum Toxin Treatment. 2nd ed. Oxford: Blackwell Science; 2003; 343ff.
Naumann M, Hamm H. High-dose injection of botulinum-toxin to treat focal hyperhidrosis: what's wrong with the concept? J Am Acad Dermatol. 2004; 50; 326–327.
Naumann M, Jancovic J. Safety of botulinum toxin type A: a systematic review and meta-analysis. Curr Med Res Opin. 2004; 20: 981–990.
Naver H, Aquilonius SM. The treatment of focal hyperhidrosis with botulinum toxin. Eur J Neurol. 1997; 4(Suppl.): 75–79.
O'Brien CF. Injection techniques for botulinum toxin using electromyography and electrical stimulation. Muscle Nerve. 1997; 20(Suppl. 6): S176–S180.
Odderson IR. Hyperhidrosis treated by botulinum A exotoxin. Dermatol Surg. 1998; 24: 1237–1241.
Odergren T, Hjaltason H, Kaakkola S, et al. A double-blind, randomised, parallel-group study to investigate the dose equivalence of Dysport and Botox in the treatment of cervical dystonia. J Neurol Neurosurg Psychiatry. 1998; 64: 6–12.

Olney RK, Aminoff MJ, Gelb DJ, Lowenstein DH. Neuromuscular effects distant from the site of botulinum neurotoxin injection. Neurology. 1988; 38: 1780–1783.
Payami H, Bernard S, Larsen K, Kaye J, Nutt J. Genetic anticipation in Parkinson's disease. Neurology. 1995; 45: 135–138.
Perlmutter JS, Tempel LW, Burde R. Double-blind, placebo-controlled, crossover trial of botulinum-A toxin for torticollis. Neurology. 1989; 39: 352.
Poewe W, Wissel J. Experience with Botulinum toxin in cervical dystonia. In: Jankovic J, Hallett M, eds. Therapy with Botulinum toxin. New York, Basel, Hong Kong: Marcel Dekker; 1994; 267–278.
Poewe W, Deuschl G, Nebe A, et al. What is the optimal dose of botulinum toxin A in the treatment of cervical dystonia? Results of a double-blind, placebo-controlled, dose-ranging study using Dysport. German Dystonia Study Group. J Neurol Neurosurg Psychiatry. 1998; 64: 13–17.
Putz HG. Sobotta Atlas der Anatomie des Menschen, Band I. 19. Aufl. München, Wien, Baltimore: Urban & Schwarzenberg; 1999; 133–134.
Quinn N, Hallett M. Dose standardisation of botulinum toxin [letter] [published erratum appears in Lancet 1989 May 13; 1(8646): 1092] [see comments]. Lancet. 1989; 1: 964.
Quirk JA, Sheean GL, Marsden CD, Lees AJ. Treatment of nonoccupational limb and trunk dystonia with botulinum toxin. Mov Disord. 1996; 11: 377–383.
Rivest J, Lees AJ, Marsden CD. Writer's cramp: treatment with botulinum toxin injections. Mov Disord. 1991; 6: 55–59.
Roggenkämper P. [Blepharospasm treatment with botulinum toxin (follow-up)] [Blepharospasmus-Behandlung mit Botulinus-Toxin (Verlaufsbeobachtungen)]. Klin Monatsbl Augenheilkd. 1986; 189: 283–285.
Rzany B, Fratila A, Heckmann M. 2. Expertentreffen zur Anwendung von Botulinumtoxin A in der Ästhetischen Dermatologie. Kosmetische Medizin. 2005; Sonderdruck.
Sadick NS: Prospective open-label study of botulinum toxin type B (Myobloc) at doses of 2400 and 3000 U for the treatment of glabellar wrinkles. Dermatol Surg. 2003; 29: 500–507.
Sampaio C, Castro-Caldas A, Sales-Luis MI, Alves M, Pinto L, Apolinario P. Brachial plexopathy after Botulinum toxin administration for cervical dystonia [letter] [see comments]. J Neurol Neurosurg Psychiatry. 1993; 56: 220.
Savino PJ, Sergott RC, Bosley TM, Schatz NJ. Hemifacial spasm treated with botulinum A toxin injection. Arch Ophthal. 1985; 103: 1305–1306.
Schantz EJ, Johnson EA. Properties and use of botulinum toxin and other microbial neurotoxins in medicine. Microbiol Rev. 1992; 56: 80–99.
Schantz EJ. Historical Perspective. In: Jankovic J, Hallett M, eds. Therapy with Botulinum Toxin. New York, Basel, Hong Kong: Marcel Dekker, Inc.; 1994; XXII–XXVI.
Schantz EJ, Johnson EA. Botulinum toxin: the story of its development for the treatment of human disease. Perspect Biol Med. 1997; 40: 317–327.
Schiebler TH, Schmidt W. Lehrbuch der gesamten Anatomie des Menschen. 2. Aufl. Berlin, Heidelberg, New York: Springer-Verlag; 1981; 350–351.
Schnider P, Binder M, Auff E, et al. Double-blind trial of botulinum A Toxin for the treatment of focal hyperhidrosis of the palms. Br J Dermatol. 1997; 136: 548–552.
Scott AB. Botulinum toxin injection into extraocular muscles as an alternative to strabismus surgery. Ophthalmology. 1980; 87: 1044–1049.
Scott AB. Botulinum toxin injection of eye muscles to correct strabismus. Trans Am Ophthalmol Soc 1981; 79: 734–770.
Scott AB, Kennedy RA, Stubbs HA. Botulinum A toxin injection as a treatment for blepharospasm. Arch Ophthalmol 1985; 103: 347–350.
Scott AB, Suzuki D. Systemic toxicity of botulinum toxin by intramuscular injection in the monkey. Mov Disord. 1988; 3: 333–335.
Scott AB. Clostridial toxins as therapeutic agents. In: Simpson LL, ed. Botulinum Neurotoxin and Tetanus Toxin. New York: Academic Press; 1989; 399–412.
Scott AB. Foreword. In: Jankovic J, Hallett M, eds. Therapy with Botulinum Toxin. New York, Basel, Hong Kong: Marcel Dekker, Inc.; 1994; VII–IX.

Shaari CM, Sanders I. Assessment of the biological activity of Botulinum Toxin. In: Jankovic J, Hallett M, eds. Therapy with Botulinum Toxin. New York, Basel, Hong Kong: Marcel Dekker, Inc.; 1994; 159–172.

Sheehy MP, Marsden CD. Writer's cramp – a focal dystonia. Brain. 1982; 105: 461–480.

Shelley WB, Talanin NY, Shelley ED. Botulinum toxin therapy for palmar hyperhidrosis. J Am Acad Dermatol. 1998; 38: 27–29.

Shorr N, Seiff SR, Kopelman J. The use of botulinum toxin in blepharospasm. Am J Ophthalmol. 1985; 99: 542–546.

Sloop RR, Cole BA, Escutin RO. Human response to botulinum toxin injection: type B compared with type A. Neurology. 1997; 49: 189–194.

Smith AG. Pearls and pitfalls in the therapeutic use of botulinum toxin. Semin Neurol. 2004; 24: 165–174.

Snow BJ, Tsui JK, Bhatt MH, Varelas M, Hashimoto SA, Calne DB. Treatment of spasticity with botulinum toxin: a double-blind study [see comments]. Ann Neurol. 1990; 28: 512–515.

Sommer B, Sattler G. Liposuktion. In: Sommer B, Sattler G, Hanke CW, Hrsg. Tumeszenz-Lokalanästhesie. Berlin, Heidelberg: Springer-Verlag; 1998; 63–82.

Sommer B. Botulinum A exotoxin, headache and acupuncture. Presentation at the 20th Congress of the International Society for Dermatologic Surgery, Athens, Greece, Sept. 1999.

Sommer B. How to Avoid Complications When Treating Hyperdynamic Folds and Wrinkles. Clin Dermatol. 2003; 21: 521–523.

Sommer B, Zschocke I, Bergfeld D, Sattler G, Augustin M: Satisfaction of Patients after treatment with botulinum toxin for dynamic facial lines. Dermatol Surg. 2003; 29: 444–449.

Sommer et al. Konsensusempfehlungen zur Therapie mit Botox. 2006. [In Arbeit].

Stell R, Thompson PD, Marsden CD. Botulinum toxin in spasmodic torticollis. J Neurol Neurosurg Psychiatry. 1988; 51: 920–923.

Therapeutics and Technology Assessment Subcommittee of the American Academy of Neurology. Assessment: The clinical usefulness of Botulinum Toxin A in treating neurologic disorders. Neurology. 1990; 40: 1332–1336.

Tolosa E, Marti MJ, Kulisevsky J. Botulinum toxin injection therapy for hemifacial spasm. Adv Neurol. 1988; 49: 479–491.

Troost BT. Botulinum toxin type A (Botox) in the treatment of migraine and other headaches. Expert Rev Neurother. 2004; 4: 27–31.

Truong DD, Cullis PA, O'Brien CF, Koller M, Villegas TP, Wallace JD. BotB (botulinum toxin type B): evaluation of safety and tolerability in botulinum toxin type A-resistant cervical dystonia patients (preliminary study). Mov Disord. 1997; 12: 772–775.

Tsoy EA, Buckley EG, Dutton JJ. Treatment of blepharospasm with botulinum toxin. Am J Ophthalmol. 1985; 99: 176–179.

Tsui JK, Eisen A, Mak E, Carruthers J, Scott A, Calne DB. A pilot study on the use of botulinum toxin in spasmodic torticollis. Can J Neurol Sci. 1985; 12: 314–316.

Tsui JK, Eisen A, Stoessl AJ, Calne S, Calne DB. A double-blind study of botulinum toxin in spasmodic torticollis. Lancet. 1986; ii: 245–247.

Tsui JK, Eisen A, Calne DB. Botulinum toxin in spasmodic torticollis. Adv Neurol. 1988; 50: 593–597.

Tsui JK, Wong NLM, Wong E, Calne DB. Production of circulating antibodies to Botulinum-A toxin in patients receiving repeated injections for dystonia. Ann Neurology. 1988; 23: 181.

Van Ermengen E. Über einen neuen anaeroben Bacillus und seine Beziehungen zum Botulismus. Z Hyg Infektionskrankh. 1897; 26: 1–56.

Varney SM, Demetroulakos JL, Fletcher MH. Palatal myoclonus: treatment with Clostridium botulinum toxin injections. Otolaryngol Head Neck Surg. 1996; 114: 317–320.

Vieregge P, Kompf D. Brachial plexopathy after botulinum toxin administration for cervical dystonia [letter; comment]. J Neurol Neurosurg Psychiatry. 1993; 56: 1338–1339.

Vita G, Girlanda P, Puglisi RM, Marabello L, Messina C. Cardiovascular-reflex-testing and single fiber electromyography in botulism. A logitudinal study. Arch Neurol. 1987; 44: 202–206.

Von Rhein M, Brück C, Jost WH. Botulinumtoxin Typ A: Dosisfindung bei der Behandlung der axillären Hyperhidrose. Akt Dermatol. 2004; 30: 69–72.

Watanabe Y, Bakheit AM, McLellan DL. A study of the effectiveness of botulinum toxin type A (Dysport) in the management of muscle spasticity. Disabil Rehabil. 1998; 20: 62–65.
Wheeler AH. Botulinum toxin A, adjunctive therapy for refractory headaches associated with pericranial muscle tension. Headache. 1998; 38: 468–471.
Whelchel DD, Brehmer TM, Brooks PM, Darragh N, Coffield JA. Molecular targets of botulinum toxin at the mammalian neuromuscular junction. Move Disord. 2004; 19(Suppl. 8): S7–S16.
White L, Ranzi EL, Alster TS. Improving patient retention after botulinum toxin type a treatment. Dermtatol Surg. 2006; 32: 216–219.
Wissel J, Schelosky L, Ebersbach G, Poewe W. A retrospective study of dose-response and dose-side effect relation in botulinum toxin treatment of cervical dystonia. Mov Disord. 1992; 7(Suppl. 1): 136.
Wissel J, Poewe W. Electromyography for identification of dystonic muscles. In: Moore P, ed. Handbook of Botulinum Toxin Treatment. Oxford, Berlin, Wien, Paris: Blackwell Science Ltd; 1995; 54–70.
Wissel J, Kabus C, Wenzel R, et al. Botulinum toxin in writer's cramp: objective response evaluation in 31 patients. J Neurol Neurosurg Psychiatry. 1996; 61: 172–175.
Wollina U, Karamfilov T, Konrad H. High-dose botulinum toxin type A therapy for axillary hyperhidrosis markedly prolongs the relapse-free interval. J Am Acad Dermatol. 2002; 46: 536–540.
Wollina U, Konrad H. Managing adverse events associated with botulinum toxin type A. A focus on cosmetic procedures. Am J Clin Dermatol. 2005; 6: 141–150.
Young RR. Spasticity: a review [see comments]. Neurology. 1994; 44: S12–S20.
Zuber M, Sebald M, Bathien N, De Recondo J, Rondot P. Botulinum antibodies in dystonic patients treated with type A botulinum toxin: Frequency and significance. Neurology. 1993; 43: 1715–1718.
Zwart JA, Bovim G, Sand T, Sjaastad O. Tension headache: botulinum toxin paralysis of temporal muscles. Headache. 1994; 34: 458–462.

Sachverzeichnis

G

H

I

K

L

M

W

X

Z

Antidot Botox: - Lopidin
- Phenylephrinhydrochlori[d]

Hyalu.: - Hylase